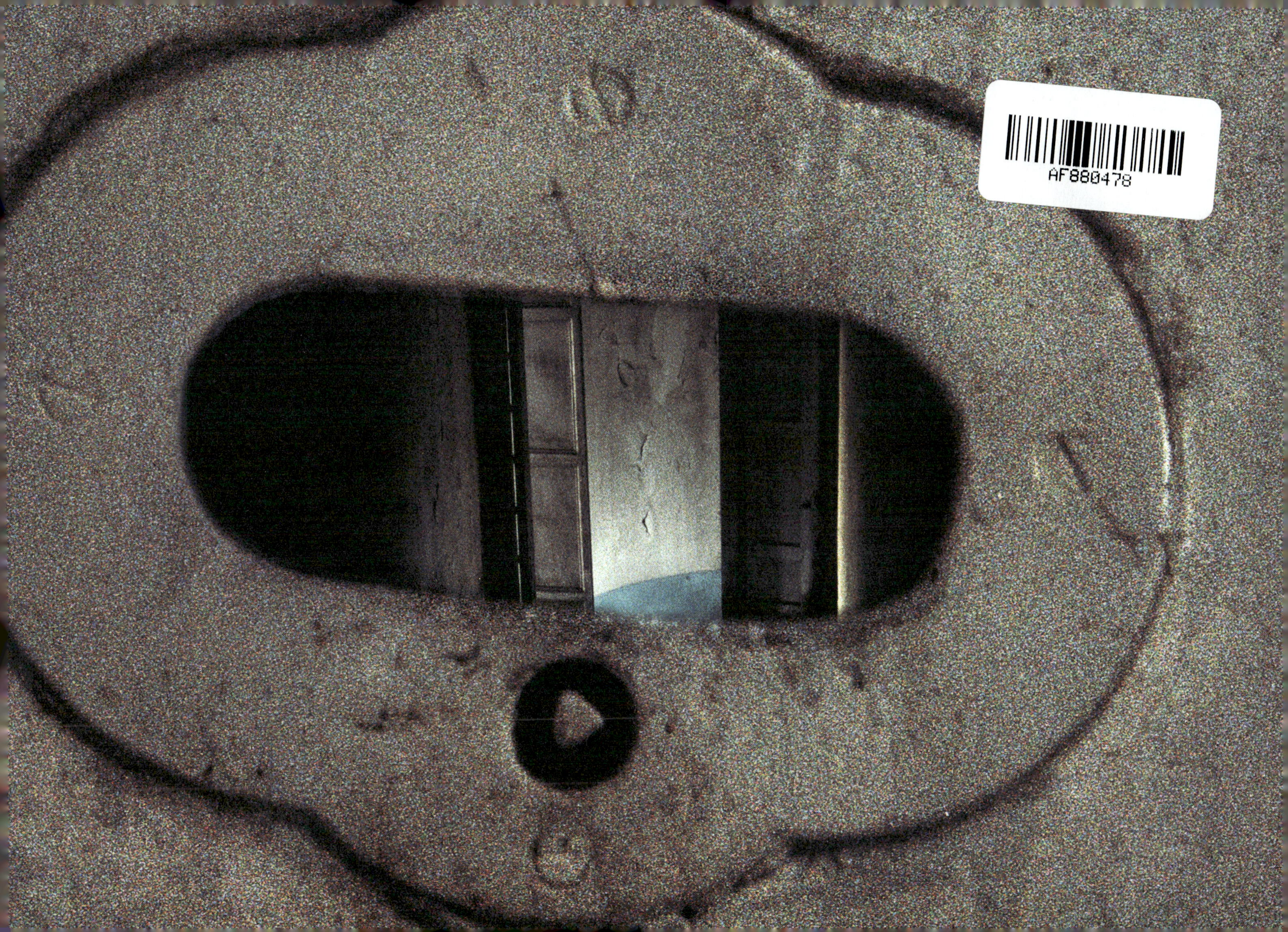

Yvonne De Rosa

April 2008

Yvonne De Rosa

Damiani editore
via Zanardi, 376
40131 Bologna - Italy
t. +39 051 63 50 805
f. +39 051 63 47 188
info@damianieditore.it
www.damianieditore.it

editorial coordination
Enrico Costanza

layout
Yvonne De Rosa
Lorenzo Tugnoli

translations
Chiara Scardoni

ISBN 978-88-6208-020-0

Y V O N N E   D E   R O S A

crazy god

DAMIANI

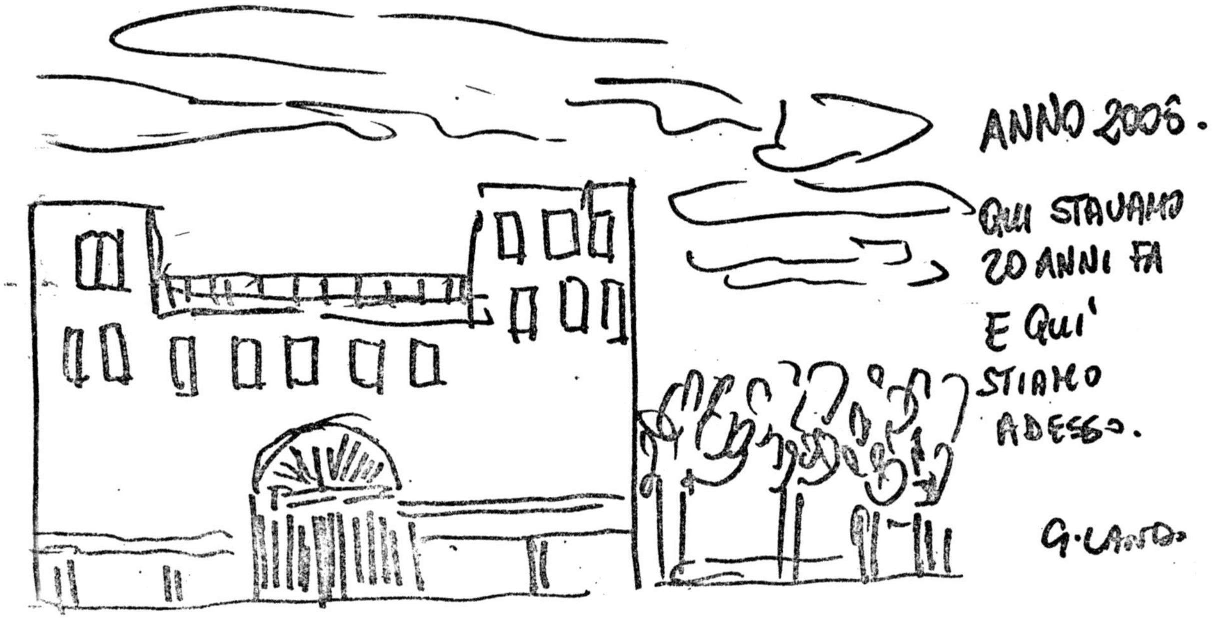

Year 2006.

Here we were
20 years ago,
and here
we are
now.

G. Lando

Introduction

by Laura Noble

There are dark places in all of us. The human body much is like a building – its supporting structure of blood, flesh and bone a home for the psyche. As with all buildings, it is prone to damage and bears the scars of wear and tear. In Yvonne De Rosa's series *Crazy God* she depicts the architecture of the mind through the near empty shell of a closed down hospital for the treatment of the mentally ill.

We are presented with little context. We are aware that the building is located somewhere in Italy, however the exact geography is un-important. De Rosa's concerns are not focused on the story of the specific building, but instead on presenting a portrait of many institutions that were built and operated in similar ways all over Europe. The resulting photographs are akin to the findings of an archaeological dig where we are left with clues and artefacts to piece together the psychogeography of the place.

Dark corridors illuminated by pools of light from doors and windows serve as a stark reminder of the bright world beyond its walls, a teasing glow of freedom. Lenticular arches of sunlight lead the eye towards a window marking a dead end. Doors with small eye-level slots used to observe the person inside now gape open, but never loose their oppressive nature. That is not to say this is work that revels in grimness; De Rosa finds a textural beauty in her subject, decay from years of neglect during which the building has seemingly reclaimed its soul and character, obscuring the institutionalized nature of it's earlier life and creating an aesthetic which is strangely seductive. The dilapidation has a softening effect on the hard walls and sharp angles of the rooms. We find cots and tiled floors littered with debris and chipped paint dusting the surfaces, the nature of the ruins only becoming apparent with closer inspection leaving the harsher reality of the tableaux depicted to reveal itself gradually.

De Rosa's haunting and often moving images are more powerful through the absence of the people who were once patients within its walls. They have left personal and physical traces now held by the building itself – the keeper of memories – remnants of lives we will never witness. De Rosa herself unearthed reminders of her time there, returning to the hospital she had worked in for three years as a volunteer. Her difficulty in gaining access to the building after its closure resulted in De Rosa breaking in to wander the now dark wards in order to uncover something of its past – an action which creates almost tangible sense of new discovery as we follow her illicit steps.

The hospital becomes an empty theatre in which the props left from the last performance are left to gather dust for the next company to re-adapt and use to tell another tale. In this case De Rosa is the playwright whose photographs weave the story utilizing the objects left on floors in cupboards, cabinets,

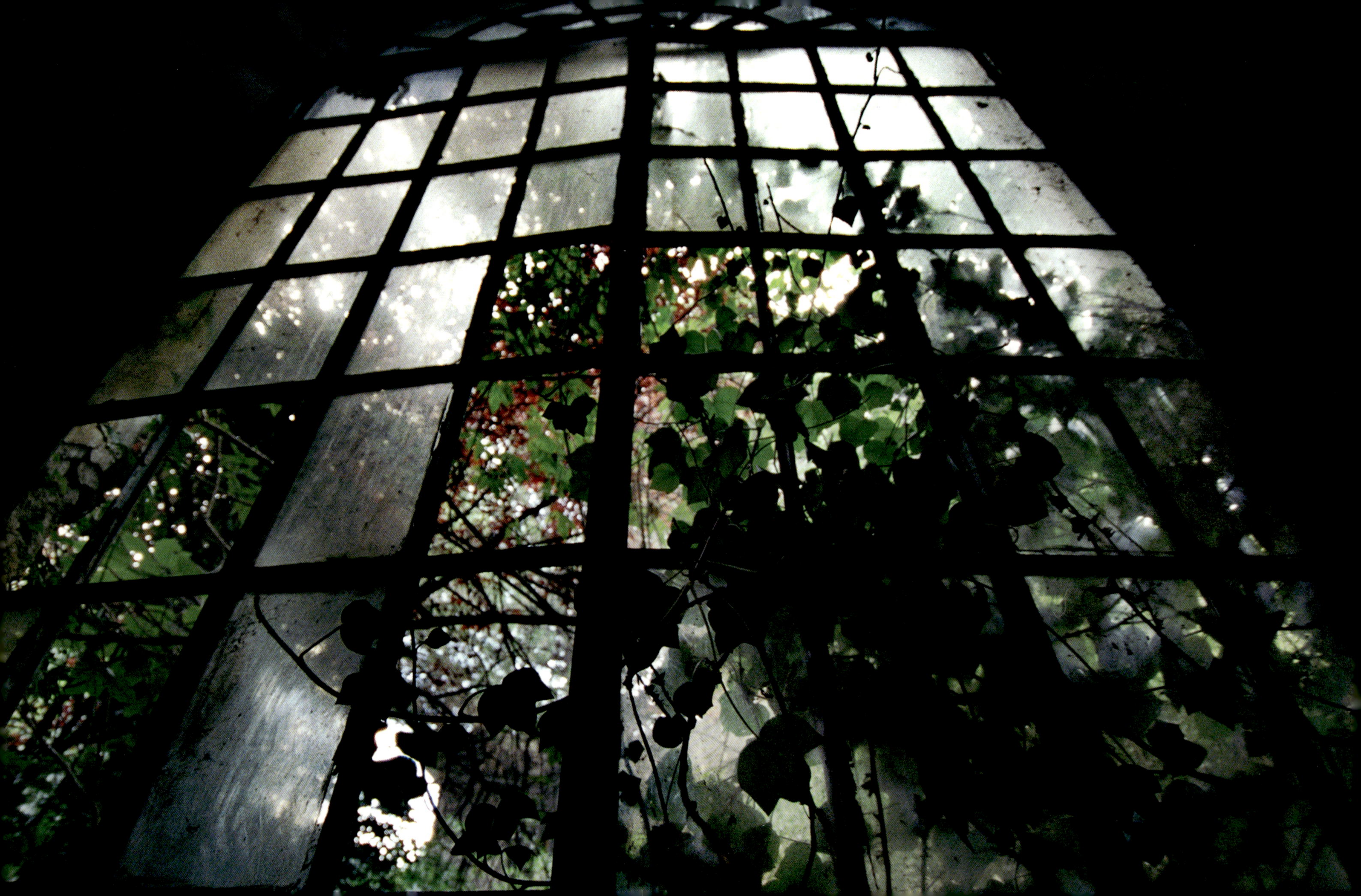

leaning against walls scratched with names and messages painting a sorrowful series of scenes.

One particular object that De Rosa was keen to photograph was that of a broom. This everyday cleaning tool reminded her of a more sinister fact that it was used not to sweep floors but to wash the patients with each day. Letters and family photographs prevaricate the connection of patients' links to the outside world. A sense of abandonment prevails, as the purpose of this institution was their removal from society rather than preparing them for returning into it. Although the premise of the facility was to care for the mentally ill, it also housed orphans, the deaf, the poor and those with depression. In other words these people were considered to be a nuisance and placed there away from the public gaze. Mental illness still holds a stigma. The unseen nature of its materialization scares people and facilitates the subsequent discrimination, which is still a problem today. Raising awareness through the documenting of places like this is incredibly important to remind us that although the building has now been abandoned that the people within it are not.

Childlike drawings on walls give hints of distress and thoughts of escape such as a plane flying upwards skeletal like a dragonfly. It is in these more delicate relics that De Rosa captures a genuine sense of abandonment. Of course, graffiti has fascinated photographers' such as Helen Levitt whose images of children's drawings on the streets of New York gave clues to the age of its perpetrators. Brassaï also documented graffiti on the streets of Paris with more eerie results not dissimilar to De Rosa's close-cropped photographs. These illustrations live on in the photographic canon as markers of society's unchanging need to communicate and reach out to those we do not know.

By returning to the place she once worked Yvonne De Rosa's lens captures the atmosphere of loneliness echoing throughout the rooms that are imbued with the emotions of those it once housed. History is peppered with examples of the cruelty that human beings inflict upon one another. However, the importance of remembering the human stories behind the fragments that they leave behind is always at the centre of the work. De Rosa respects her subjects' anonymity and is careful to represent them in a sensitive way. By closing the door on this institution and leaving the building to its own devices to decay and crumble further with time De Rosa's record becomes but another layer of the geology of this site.
We are left with a bittersweet memorial to the place and the people who passed through it.

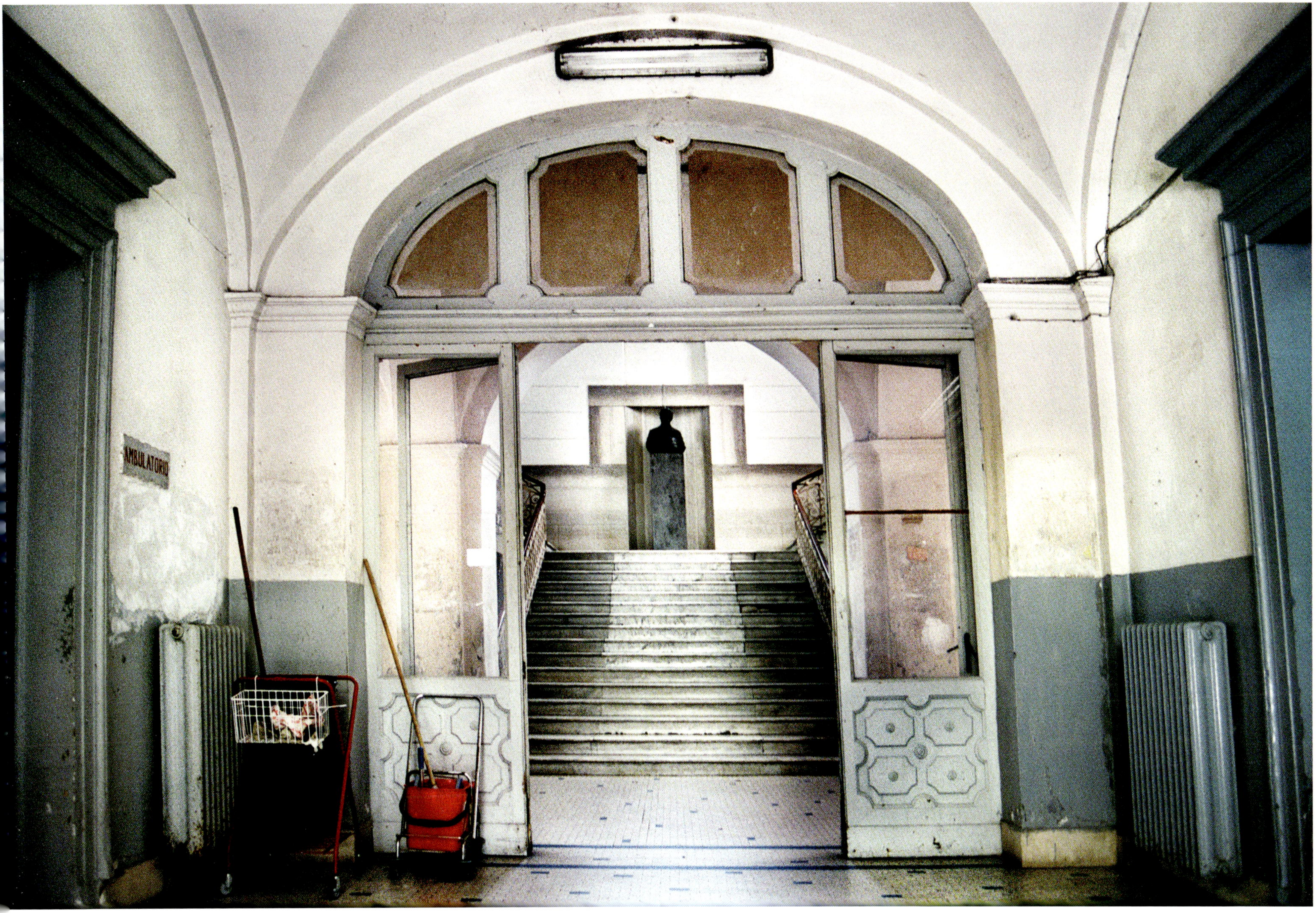
AMBULATORIO

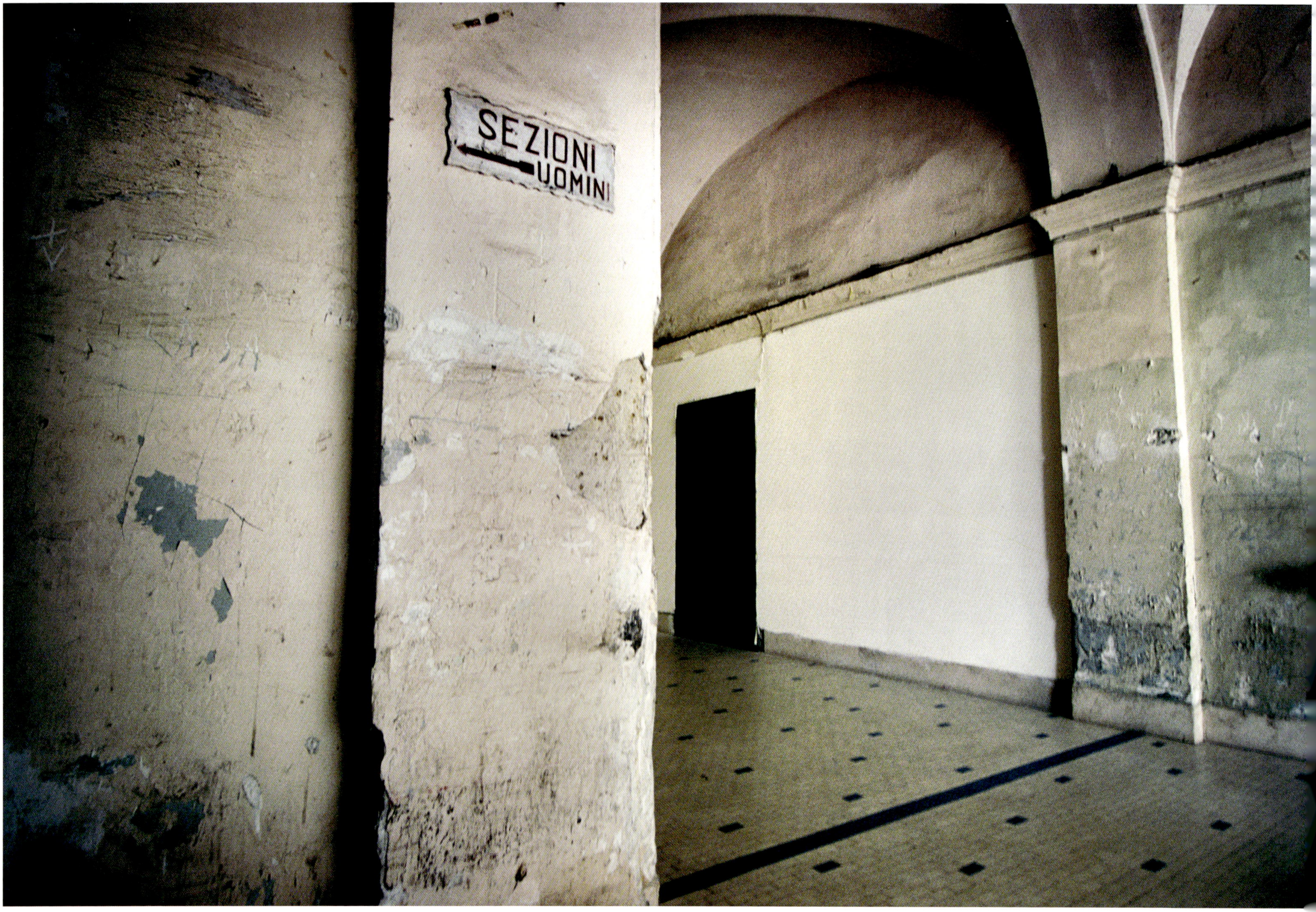
SEZIONI
UOMINI

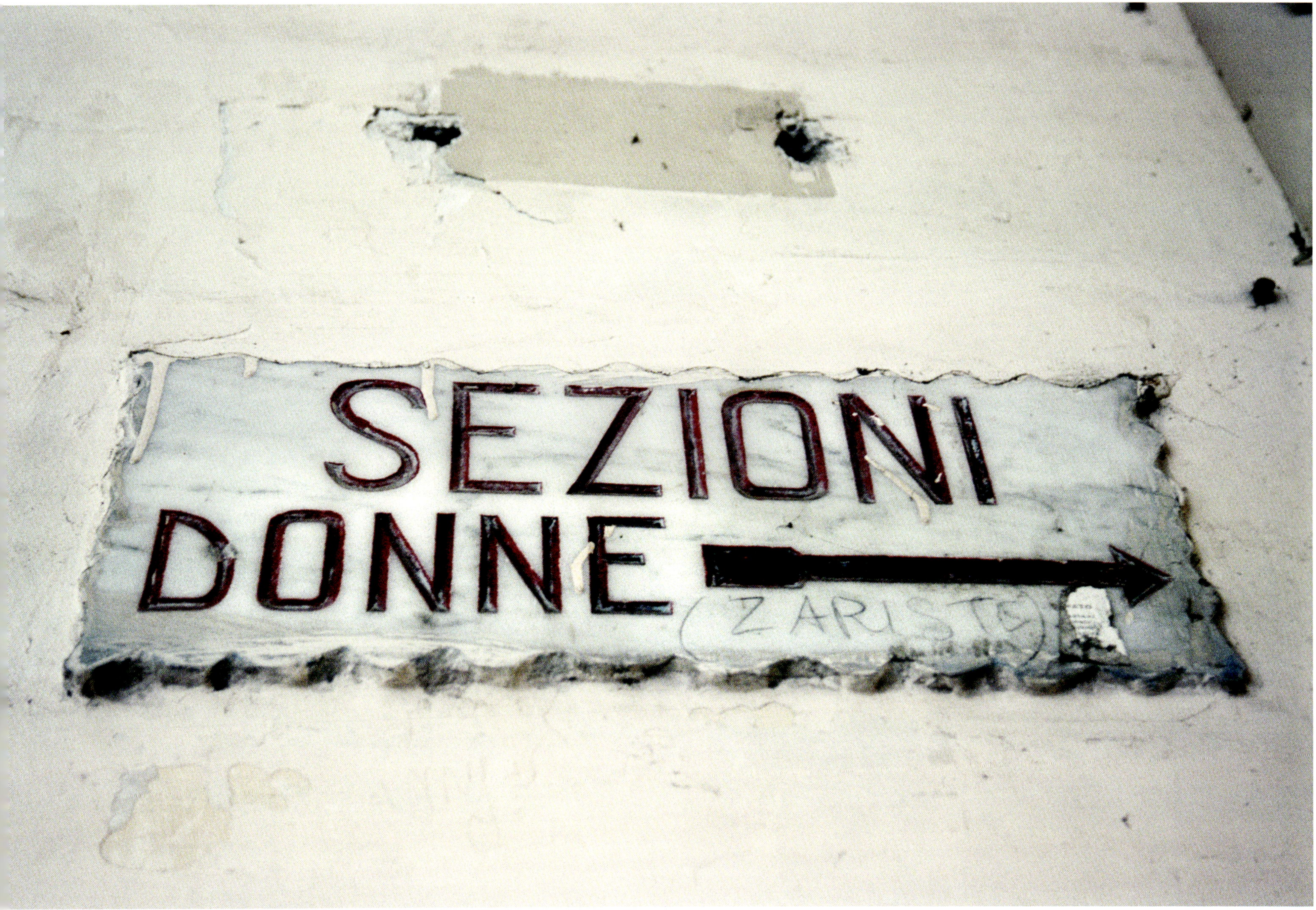

Women section (tsarists)

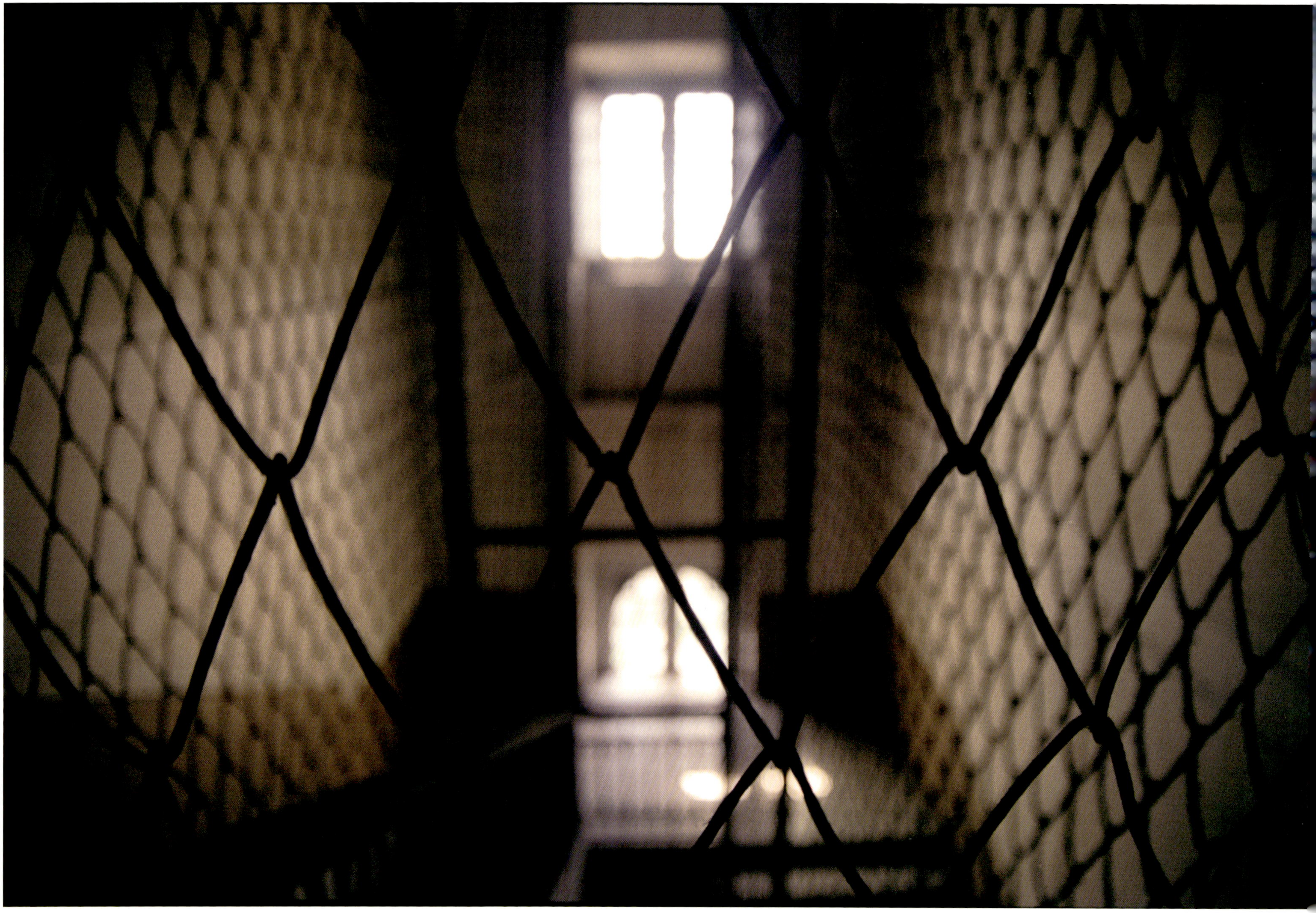

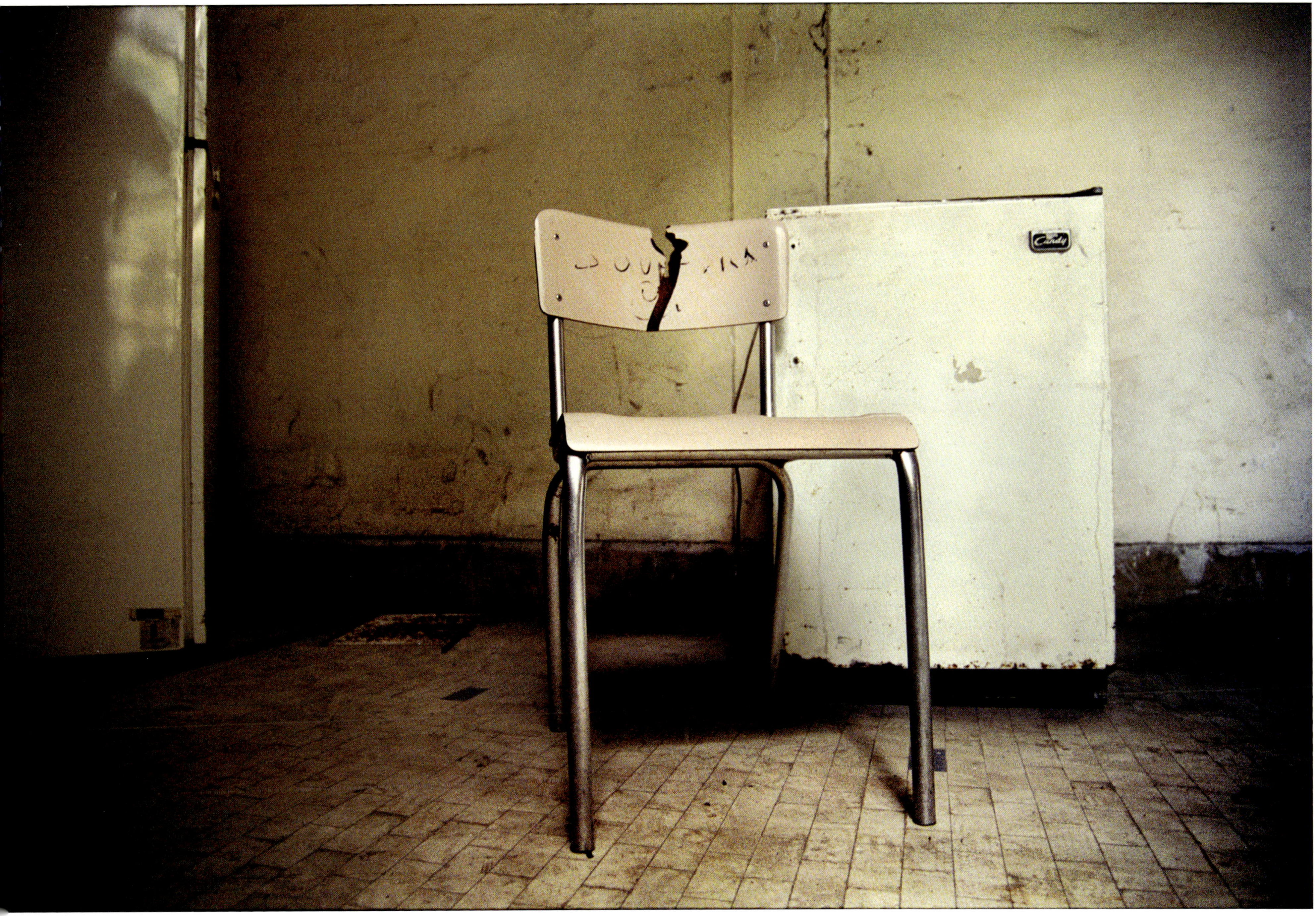
Candy

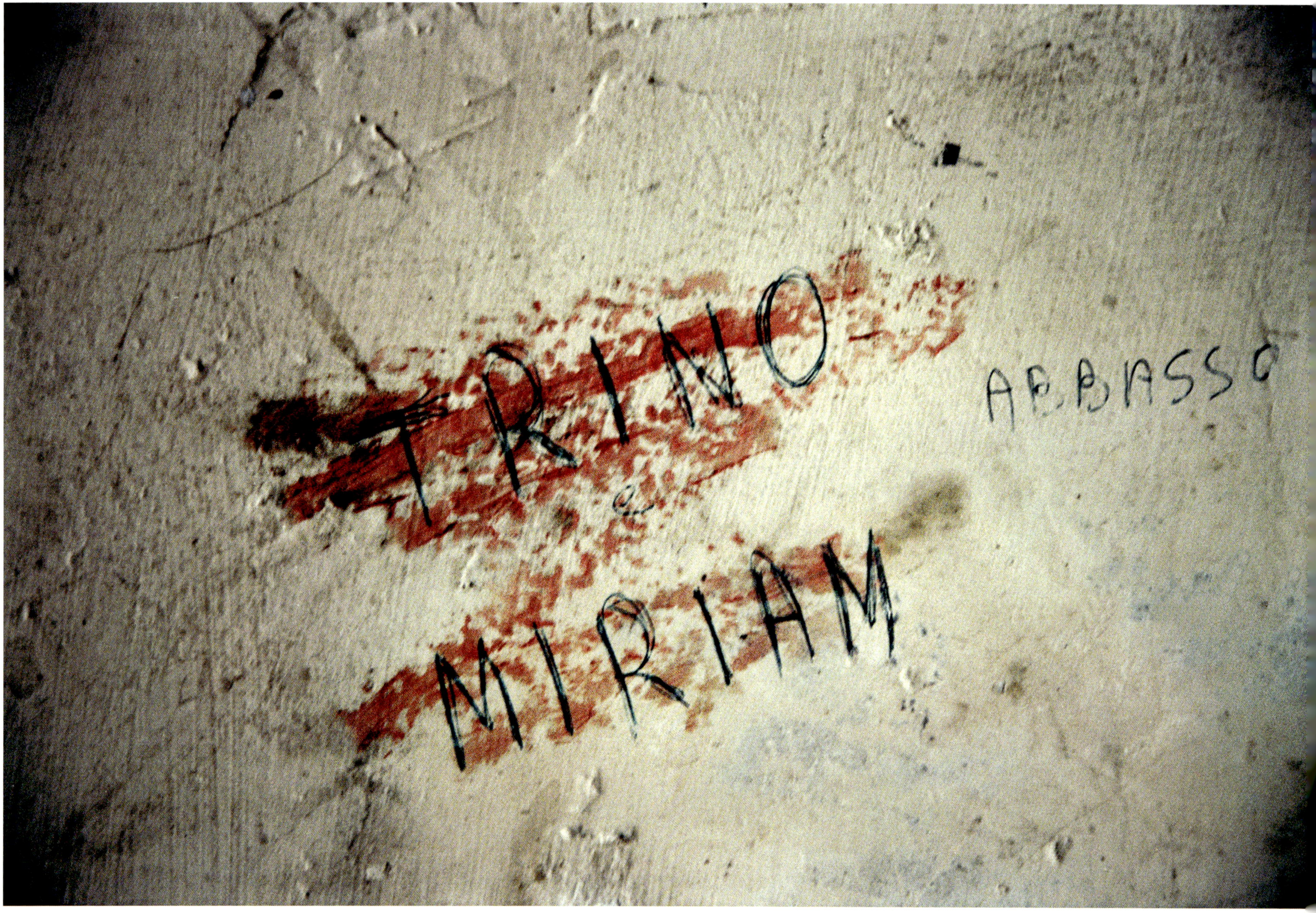
TRINO
e
MIRIAM
ABBASSO

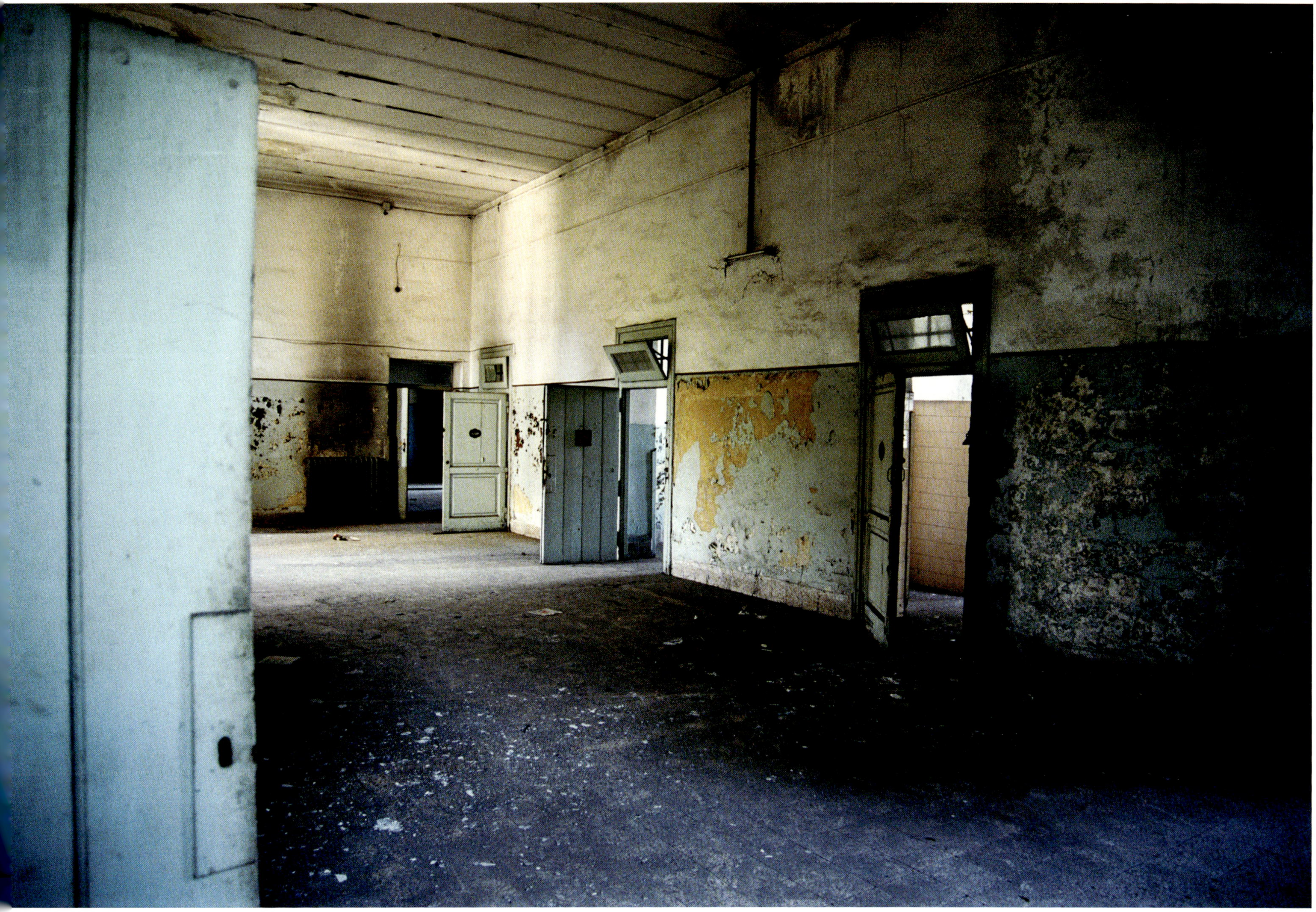

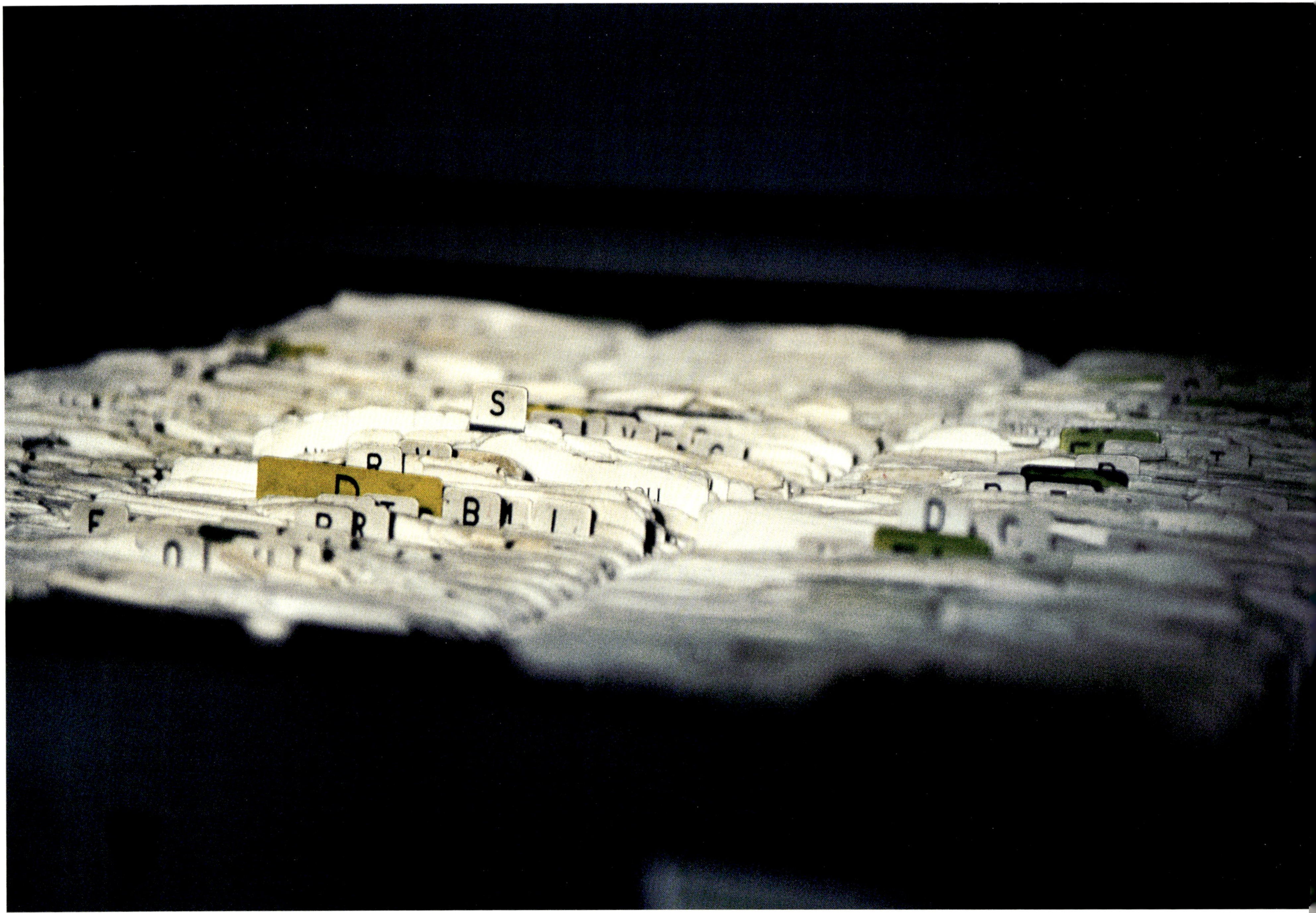

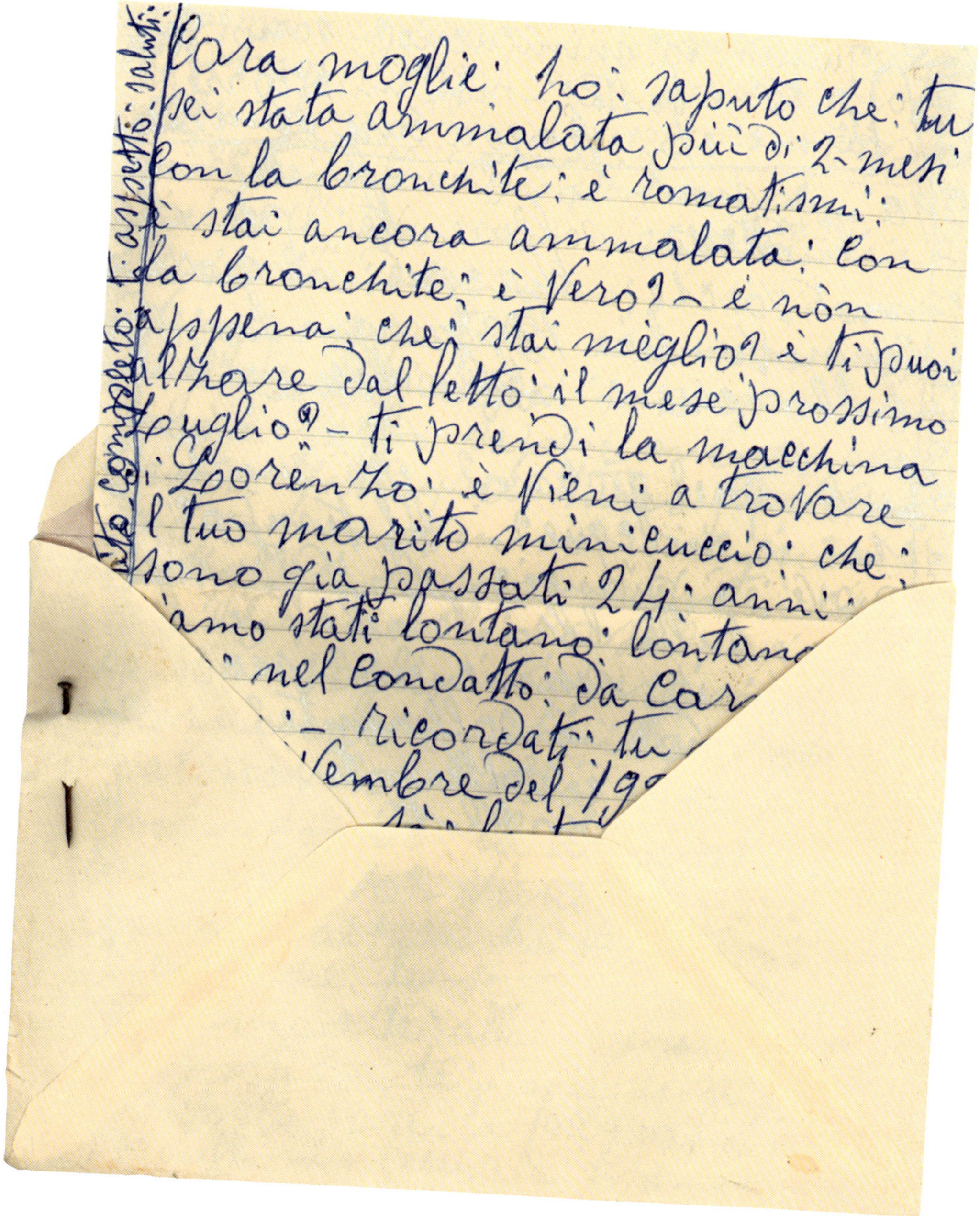

Cara moglie: ho: saputo che: tu
sei stata ammalata più di 2-mesi
con la bronchite: è romatismi:
è stai ancora ammalata: con
la bronchite: è vero? - è non
appena: che: stai meglio? è ti puoi
alzare dal letto: il mese prossimo
luglio? - ti prendi la macchina
di Lorenzo: è vieni a trovare
il tuo marito minicuccio: che:
sono già passati 24: anni:
siamo stati lontano: lontano
nel condatto: da Ca
ricordati: tu
embre del 19

completo: ti aspetto: saluti:

Dear wife: I got to know that you have been ill for more than two months with bronchitis: and rheumatisms: and you are still ill: with bronchitis: is that true? As soon as you feel better and are able to get up... next July? will you take Lorenzo's car to come to visit your husband Minuccio: because 24 years have already gone...

I wait for you: Love.

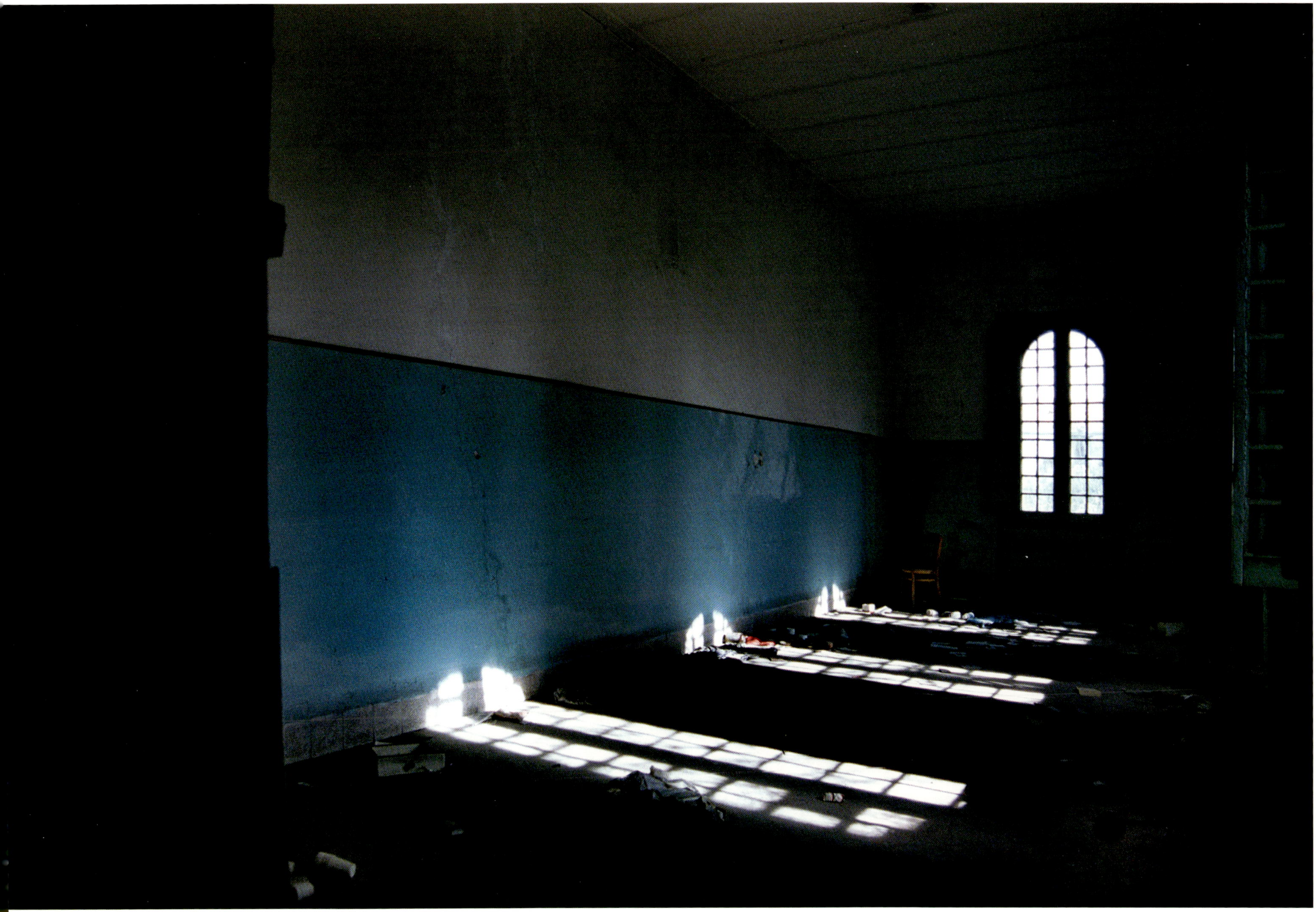

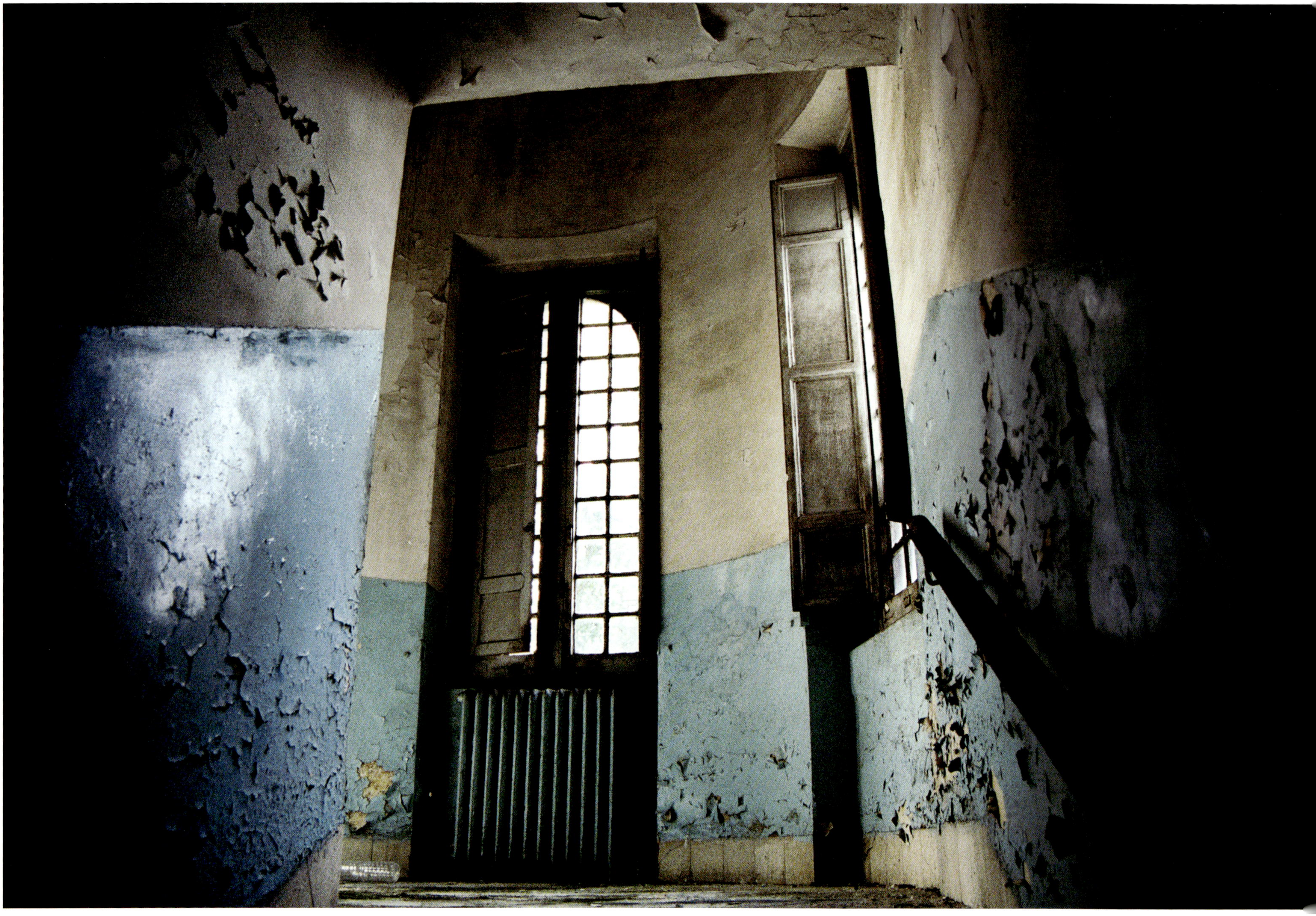

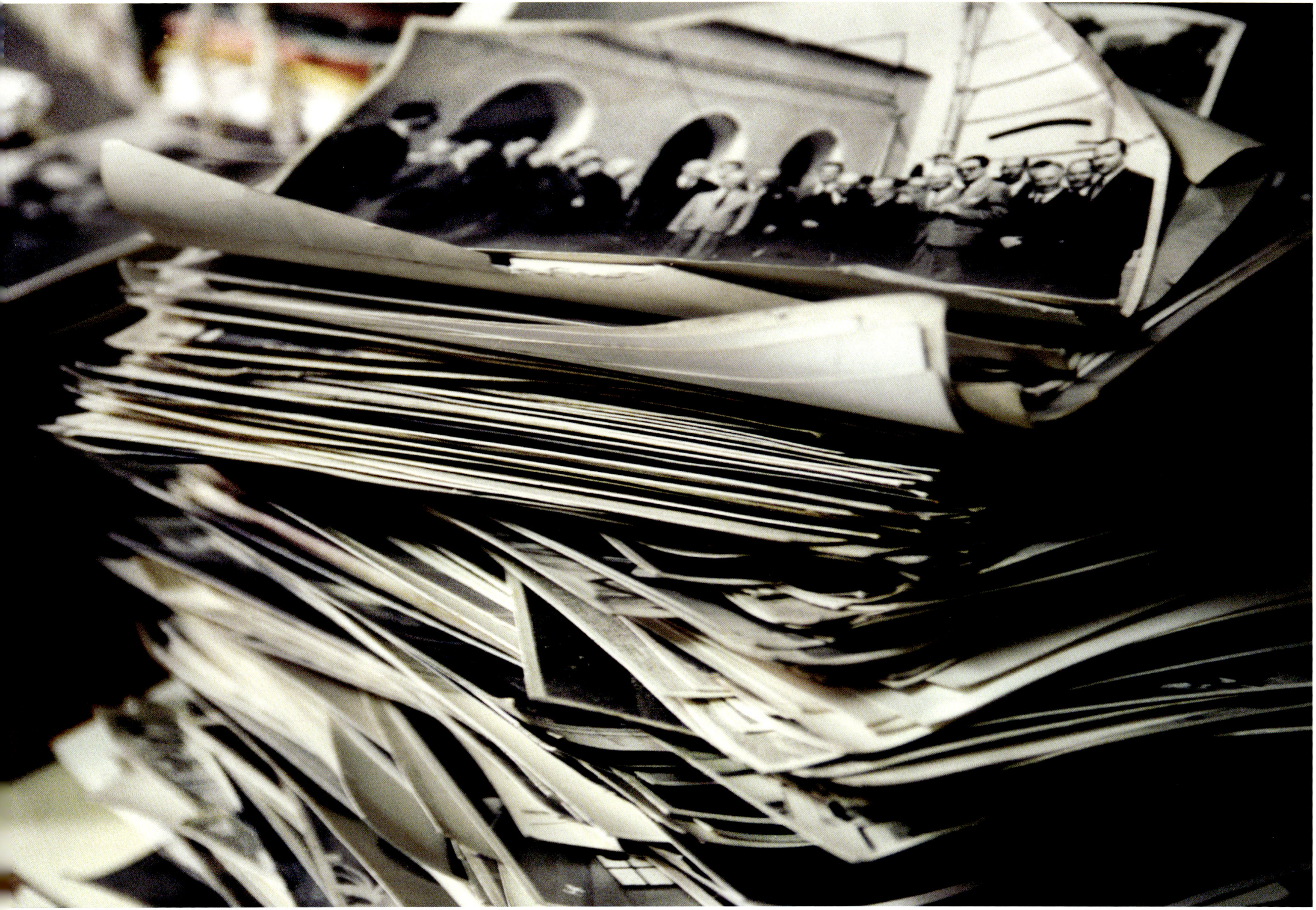

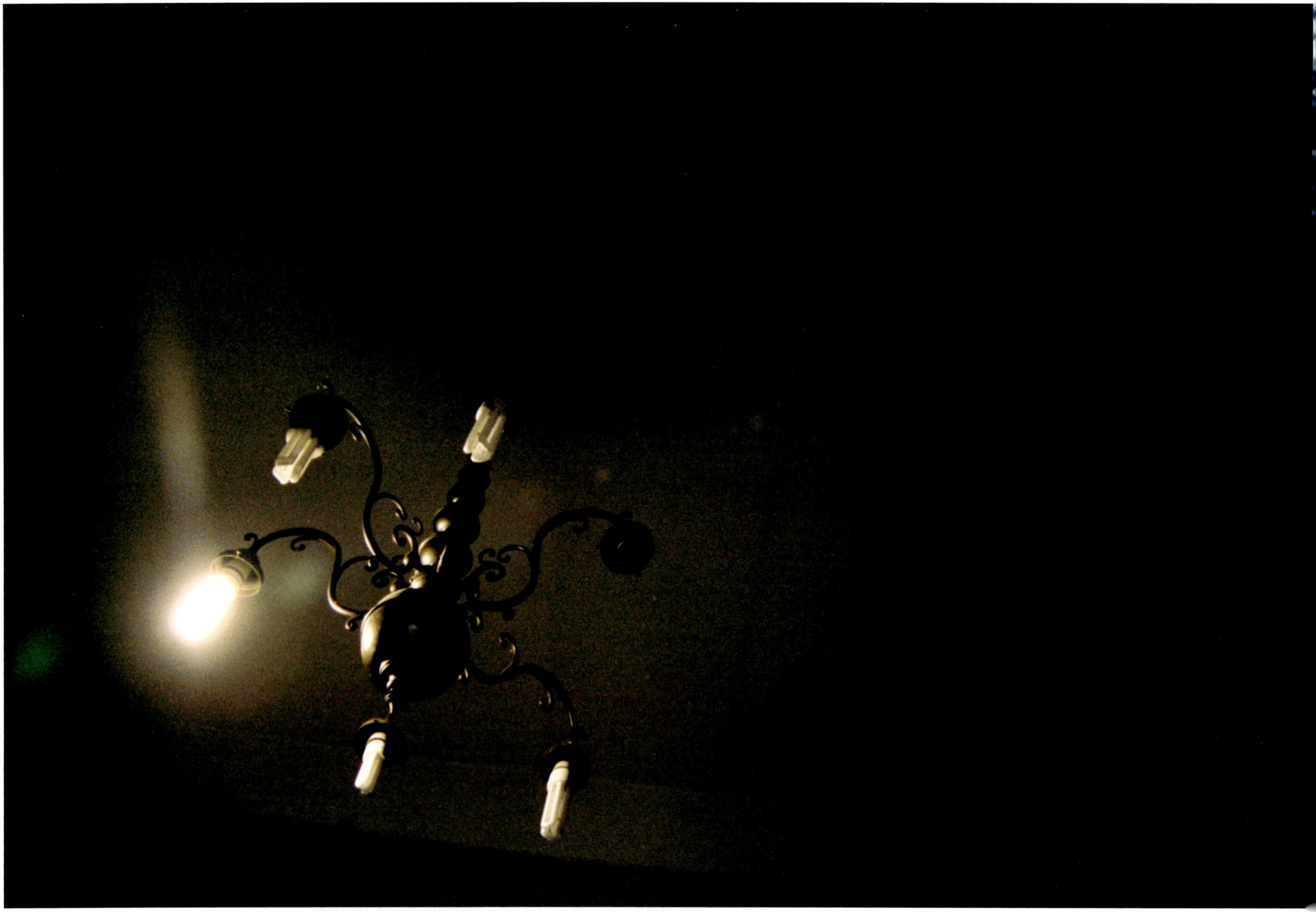

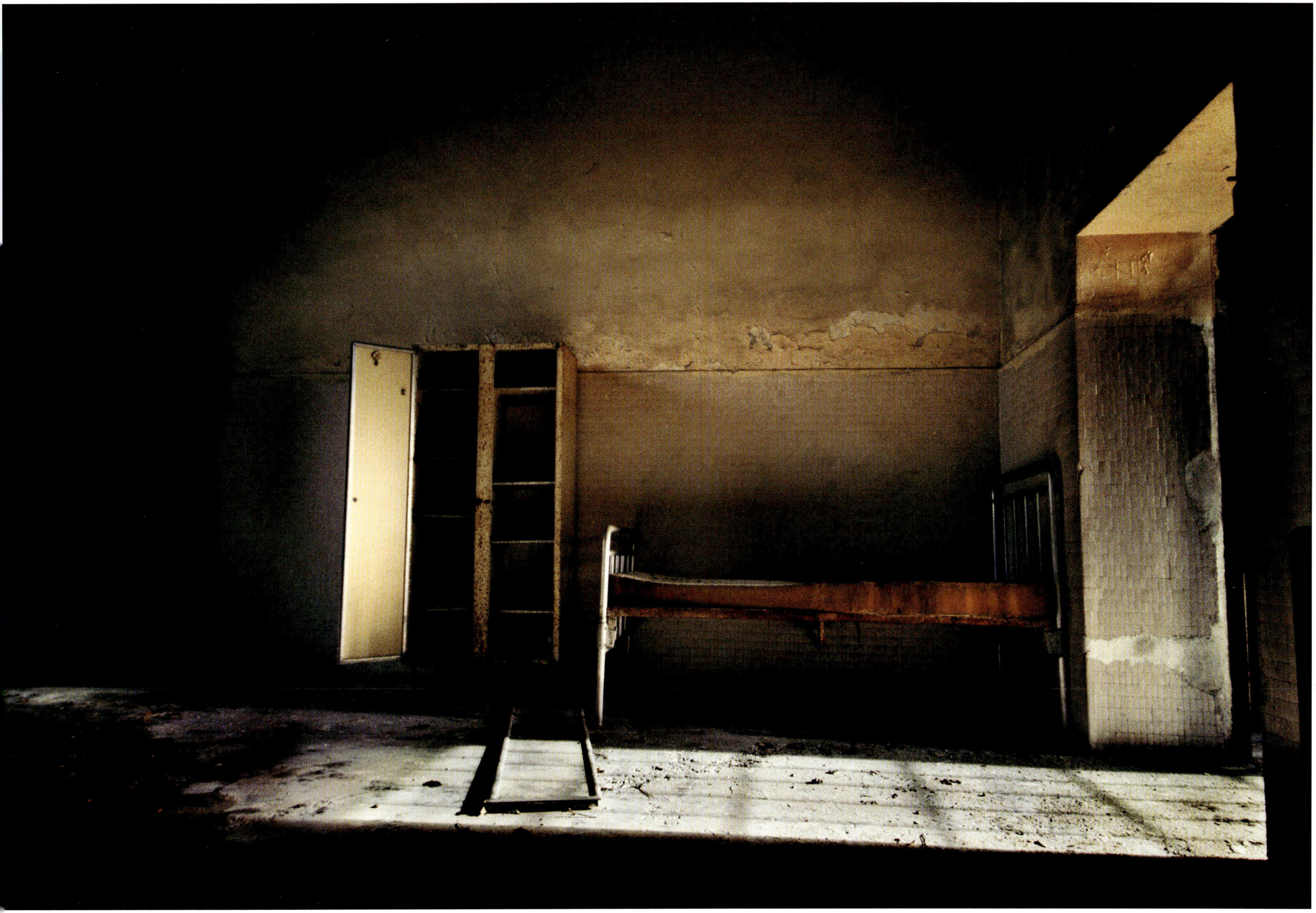

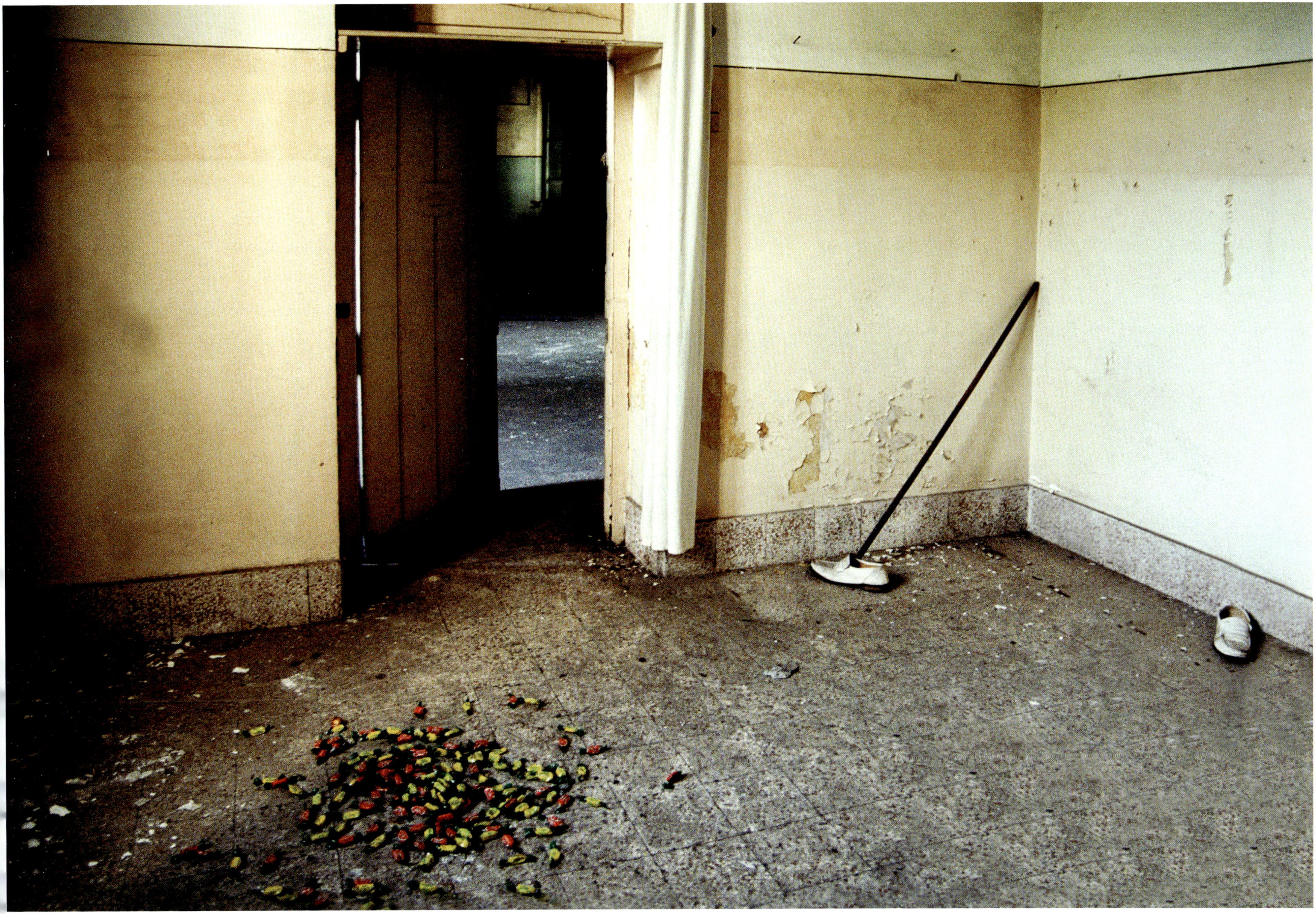

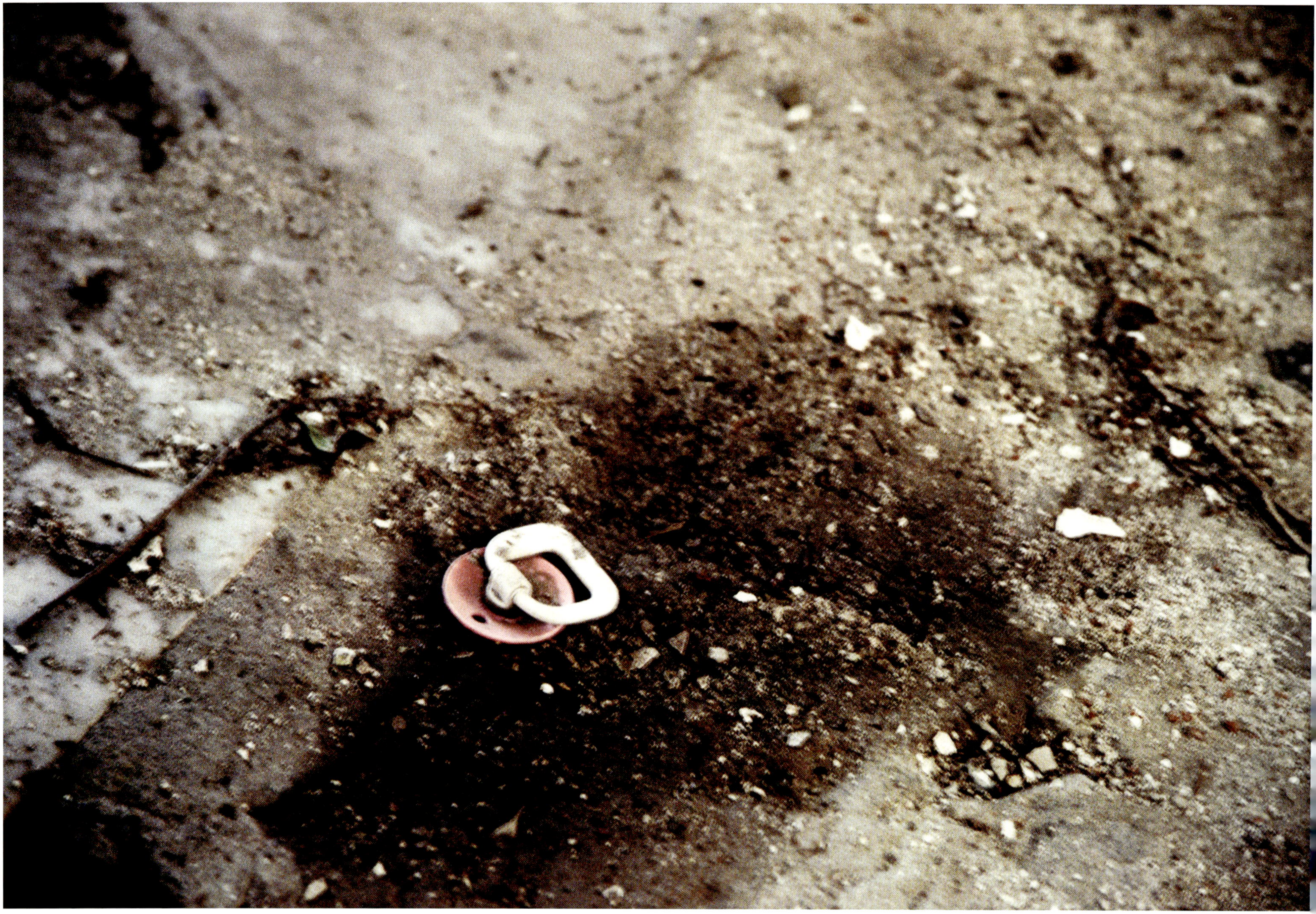

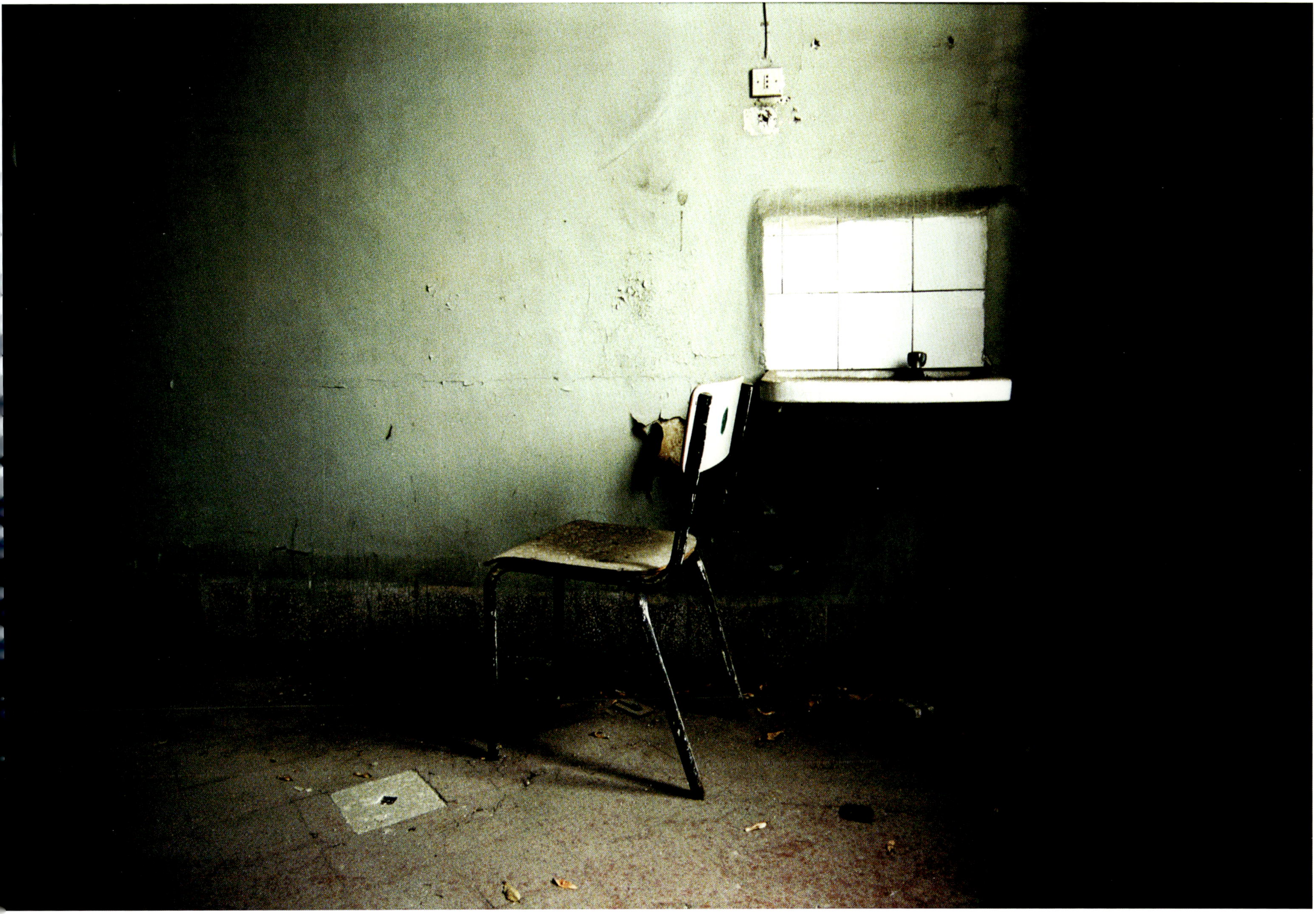

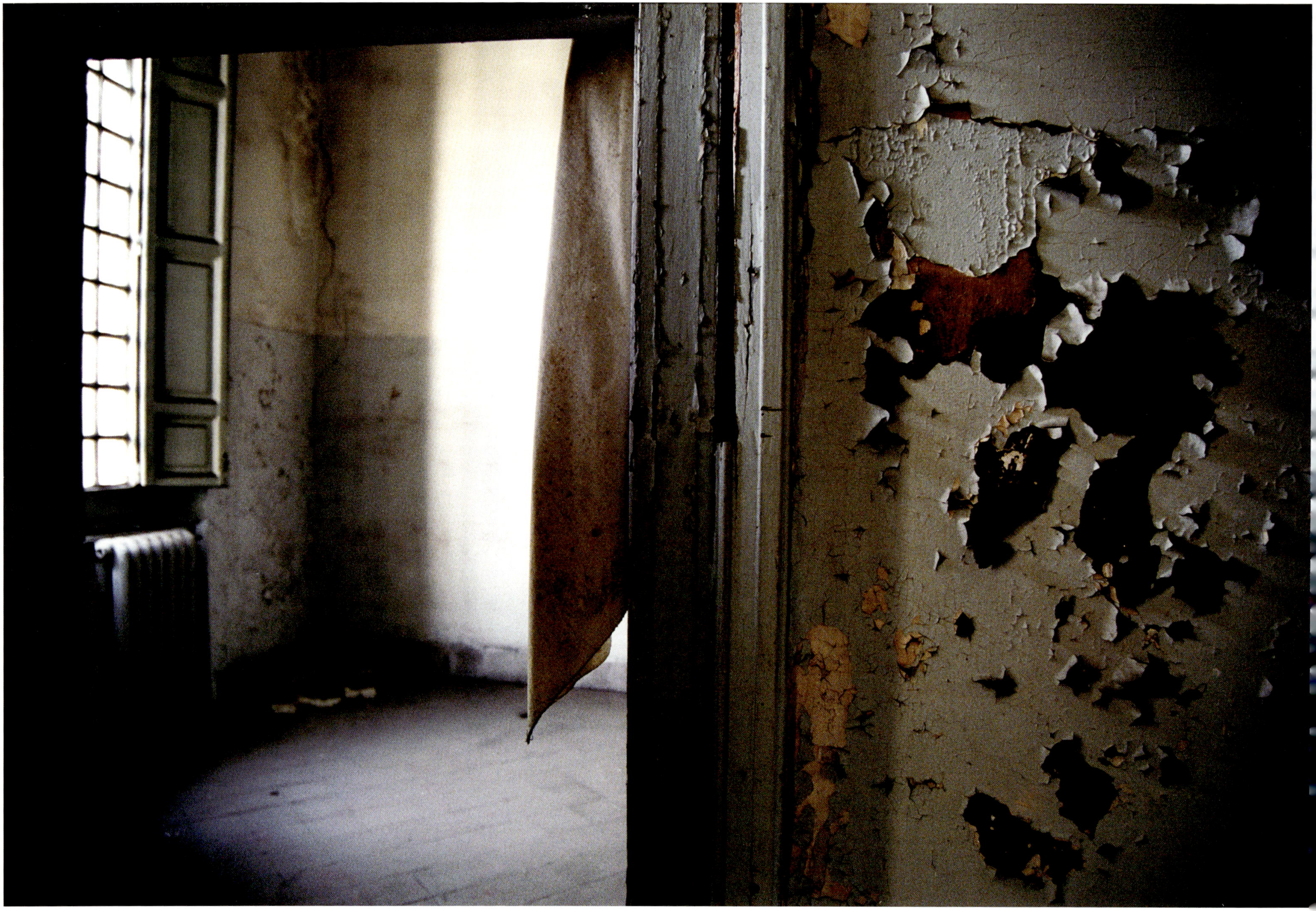

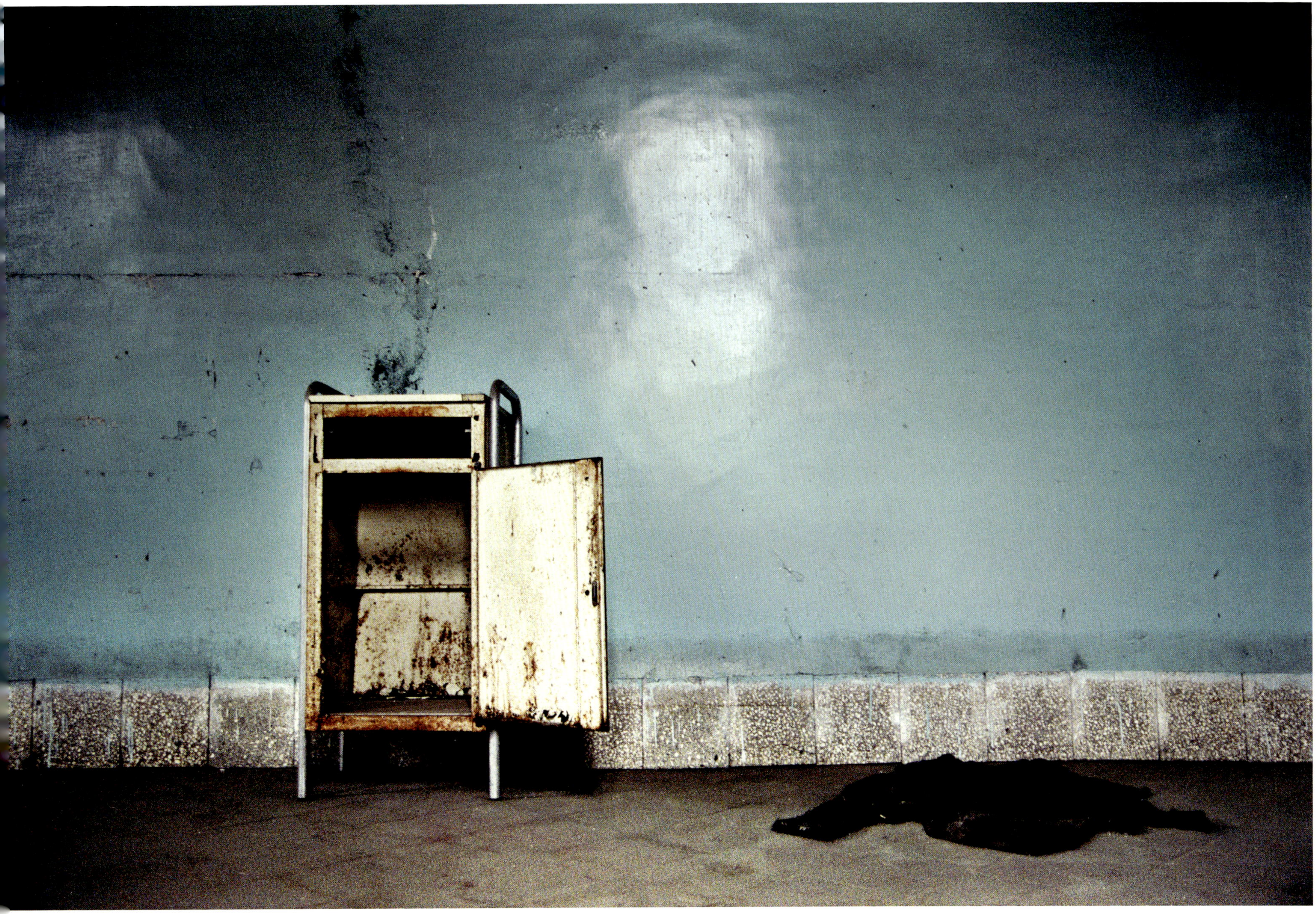

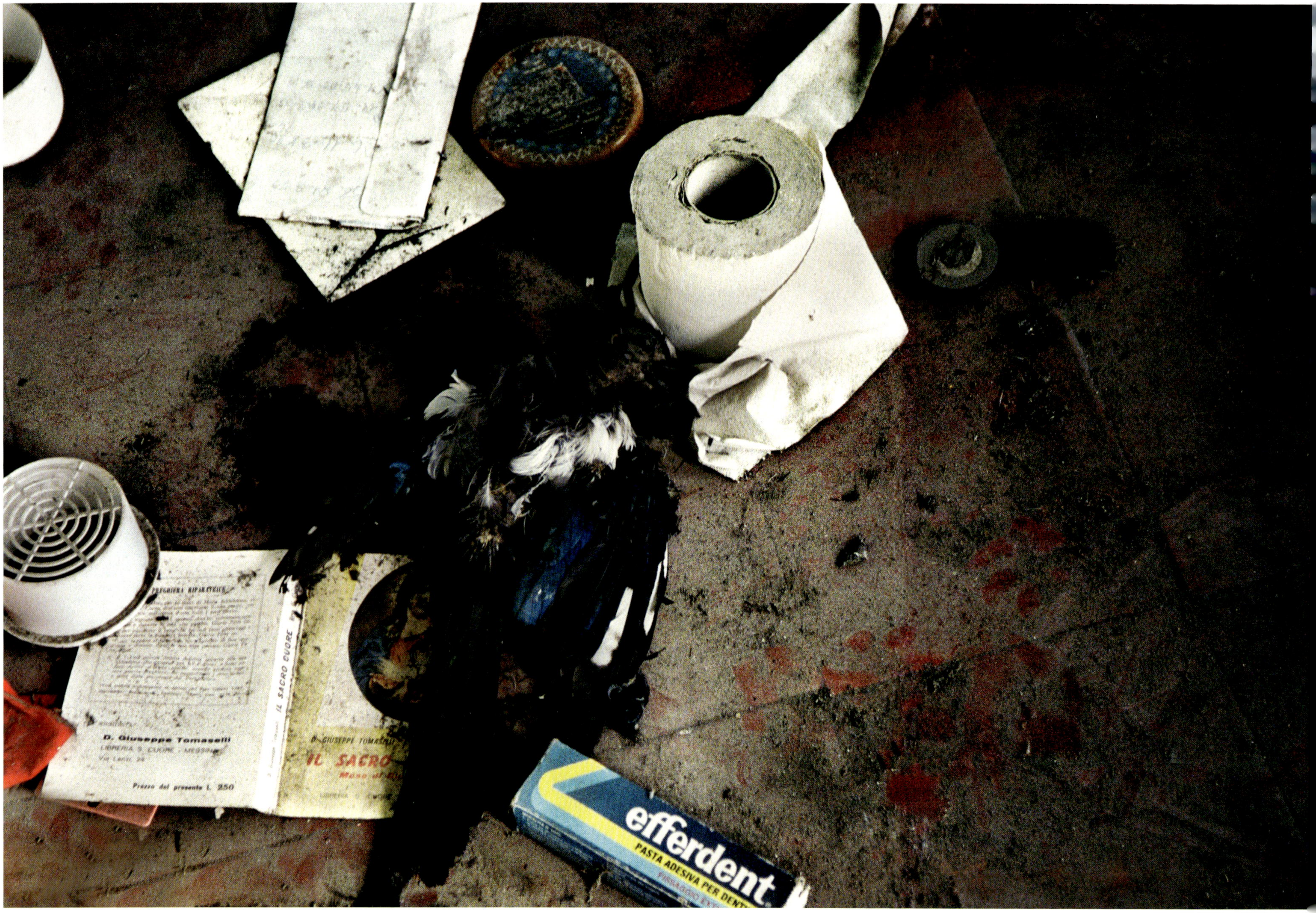
D. Giuseppe Tomaselli
Prezzo del presente L. 250
IL SACRO CUORE
efferdent

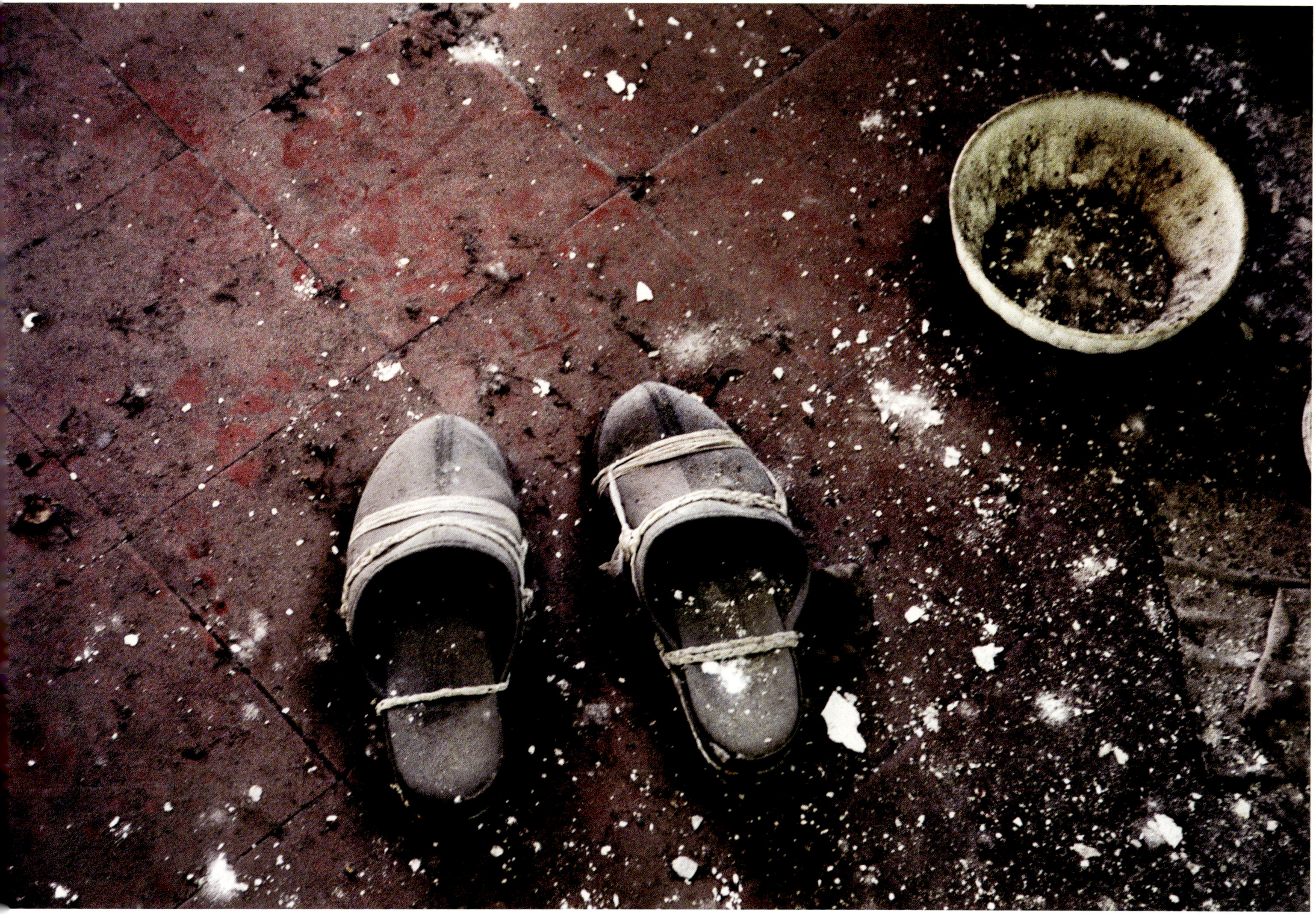

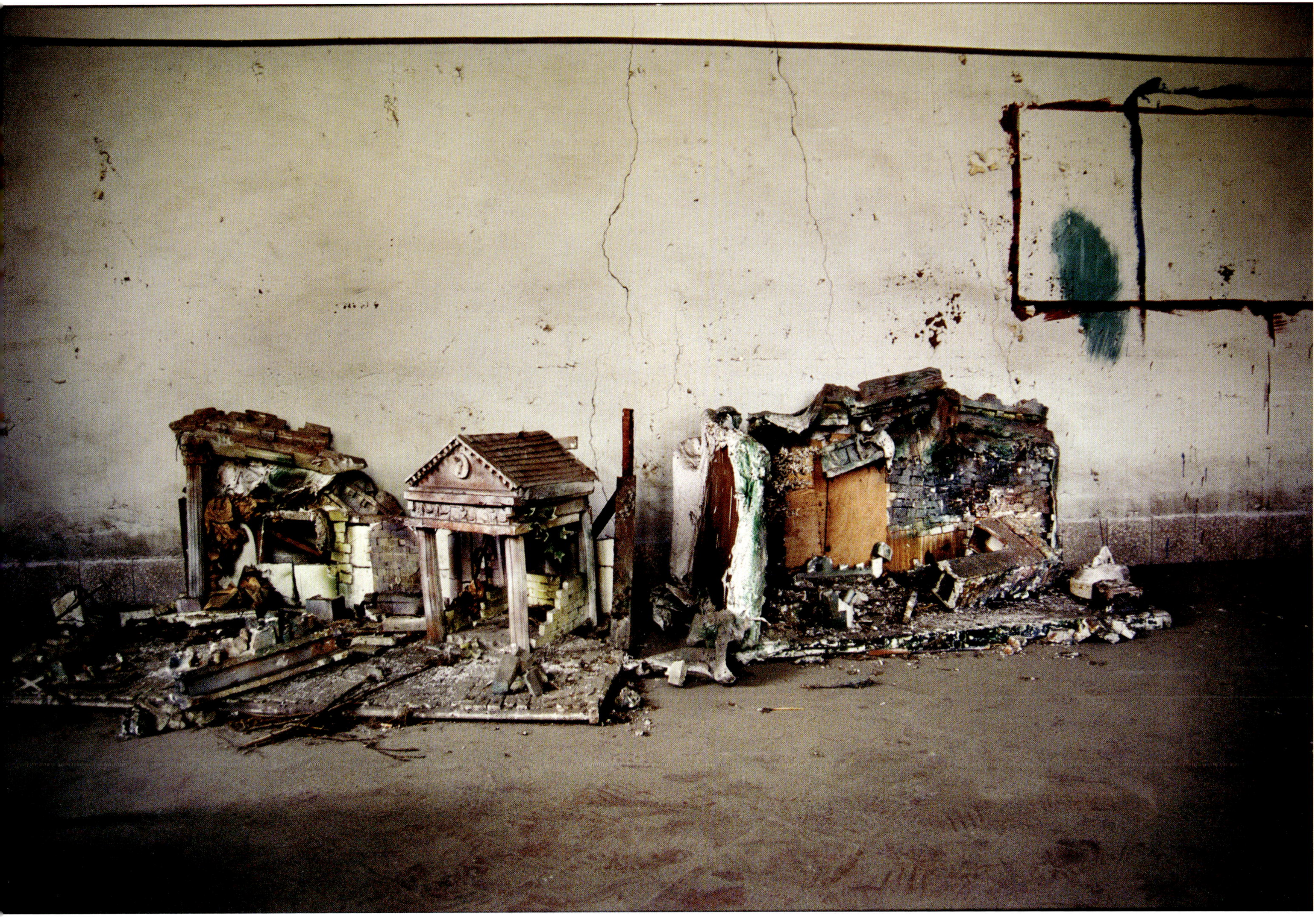

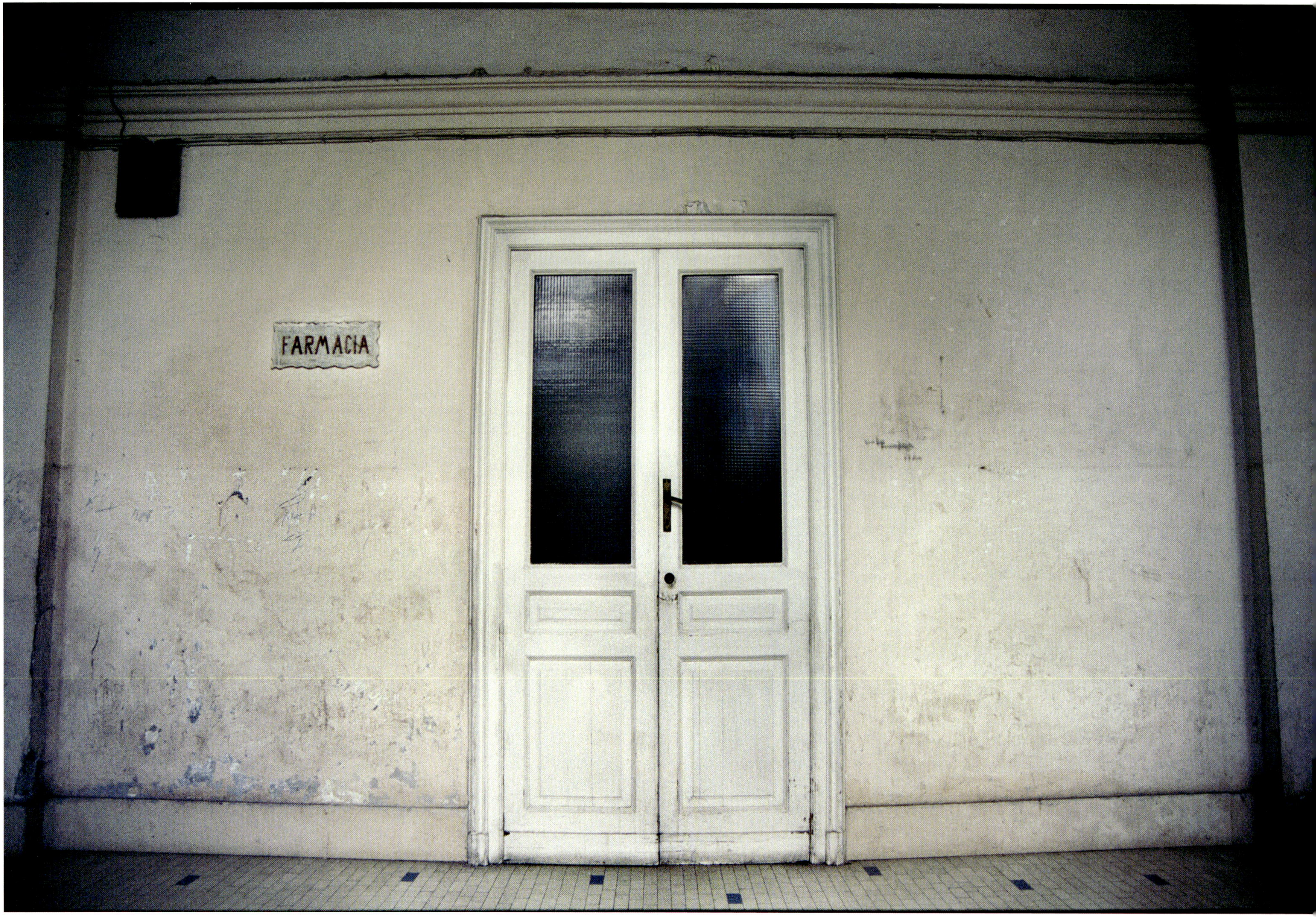
FARMACIA

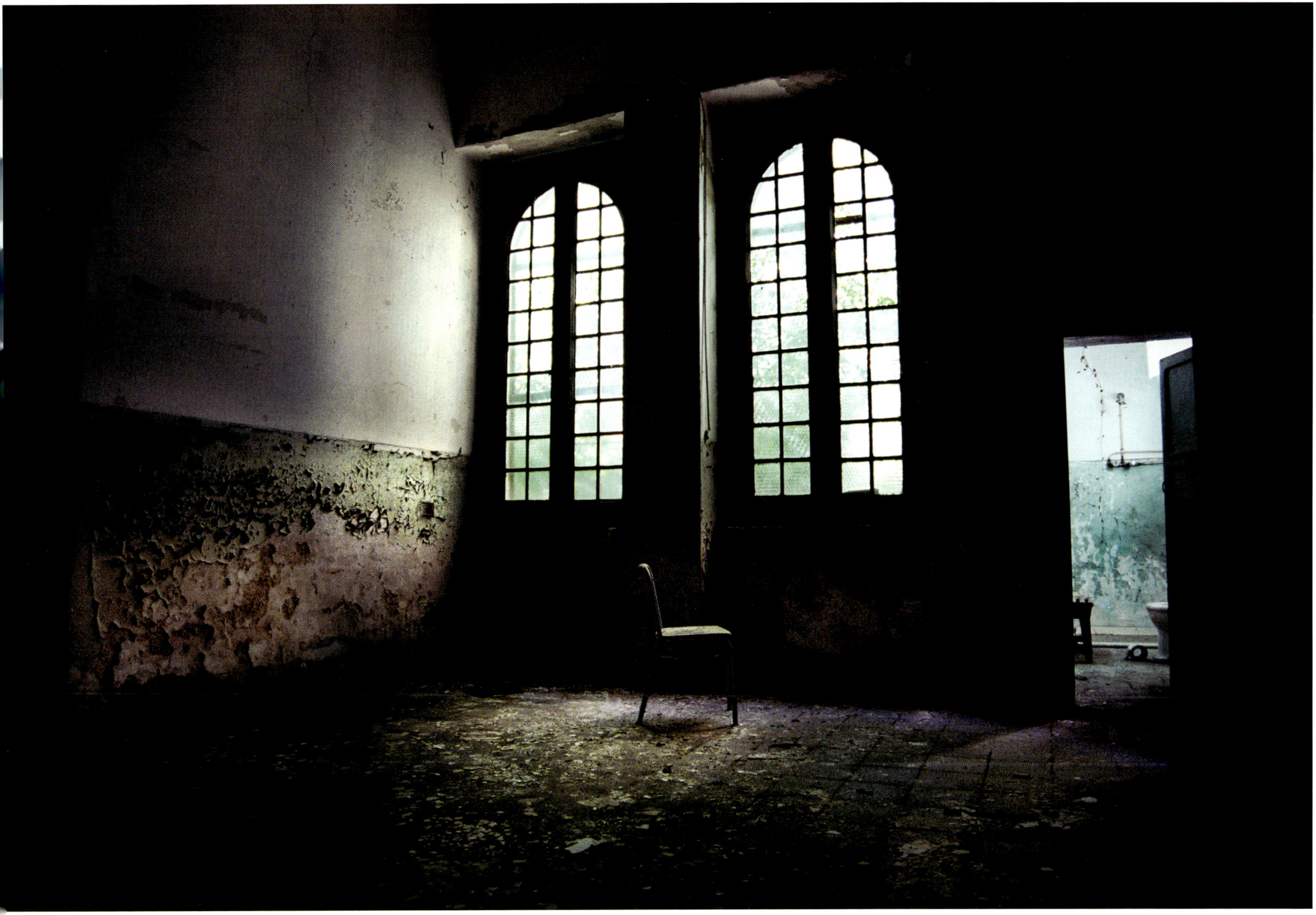

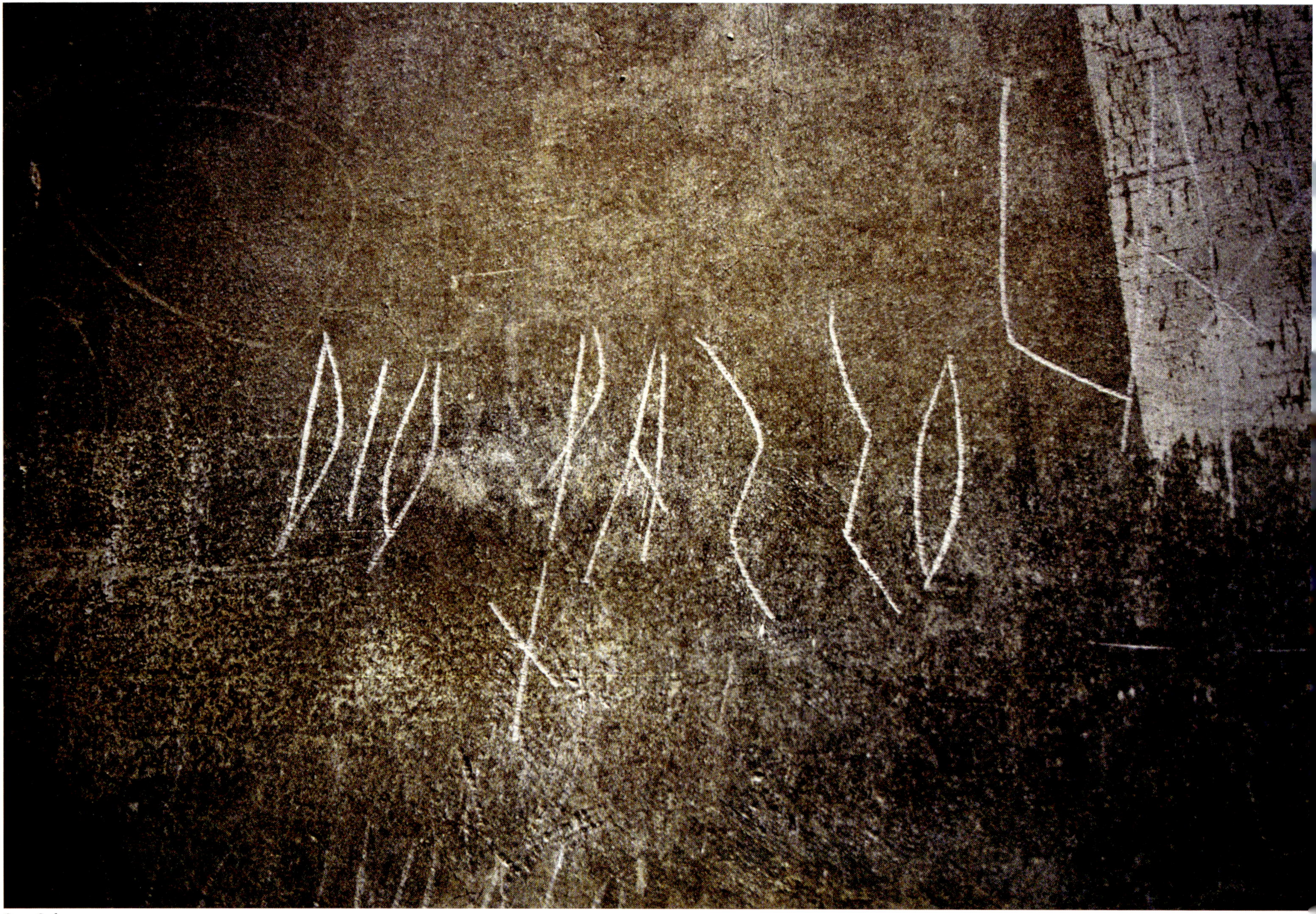

Crazy God

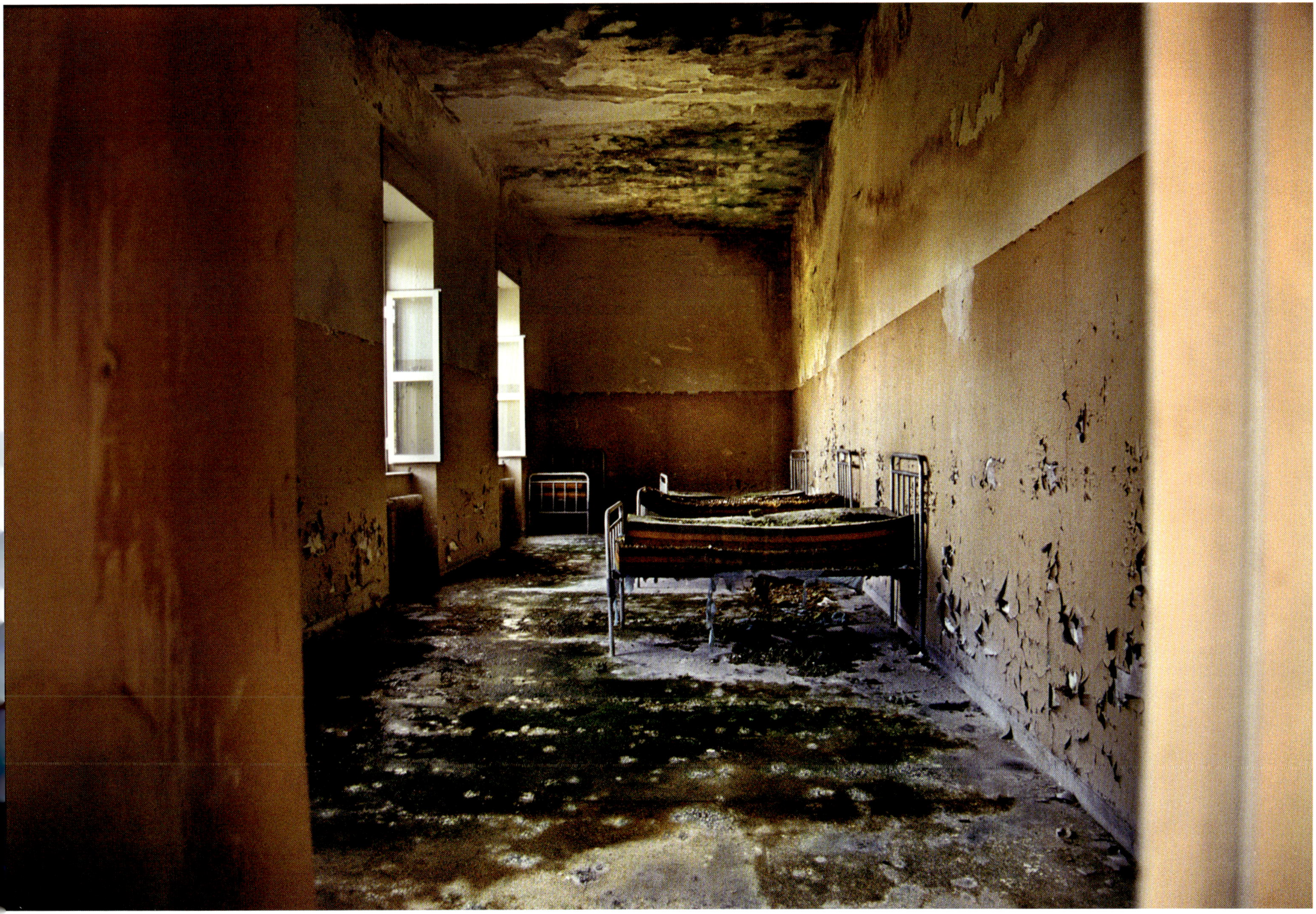

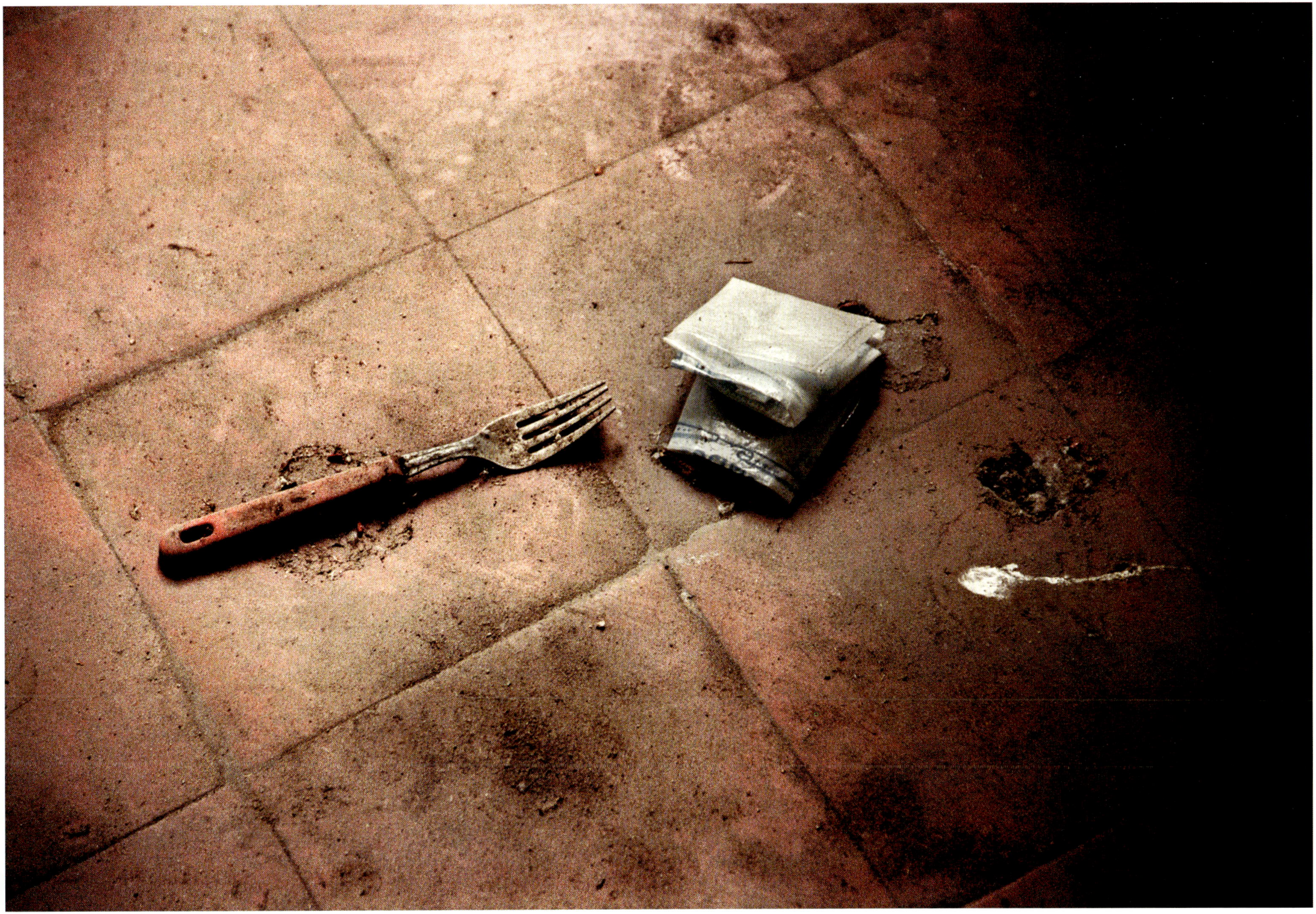

To Mrs. Meo Concetta

We doctors and administrators of this psychiatric hospital, offer you our sad condolences and our artificial greetings.

The director
Don Arturo Falco

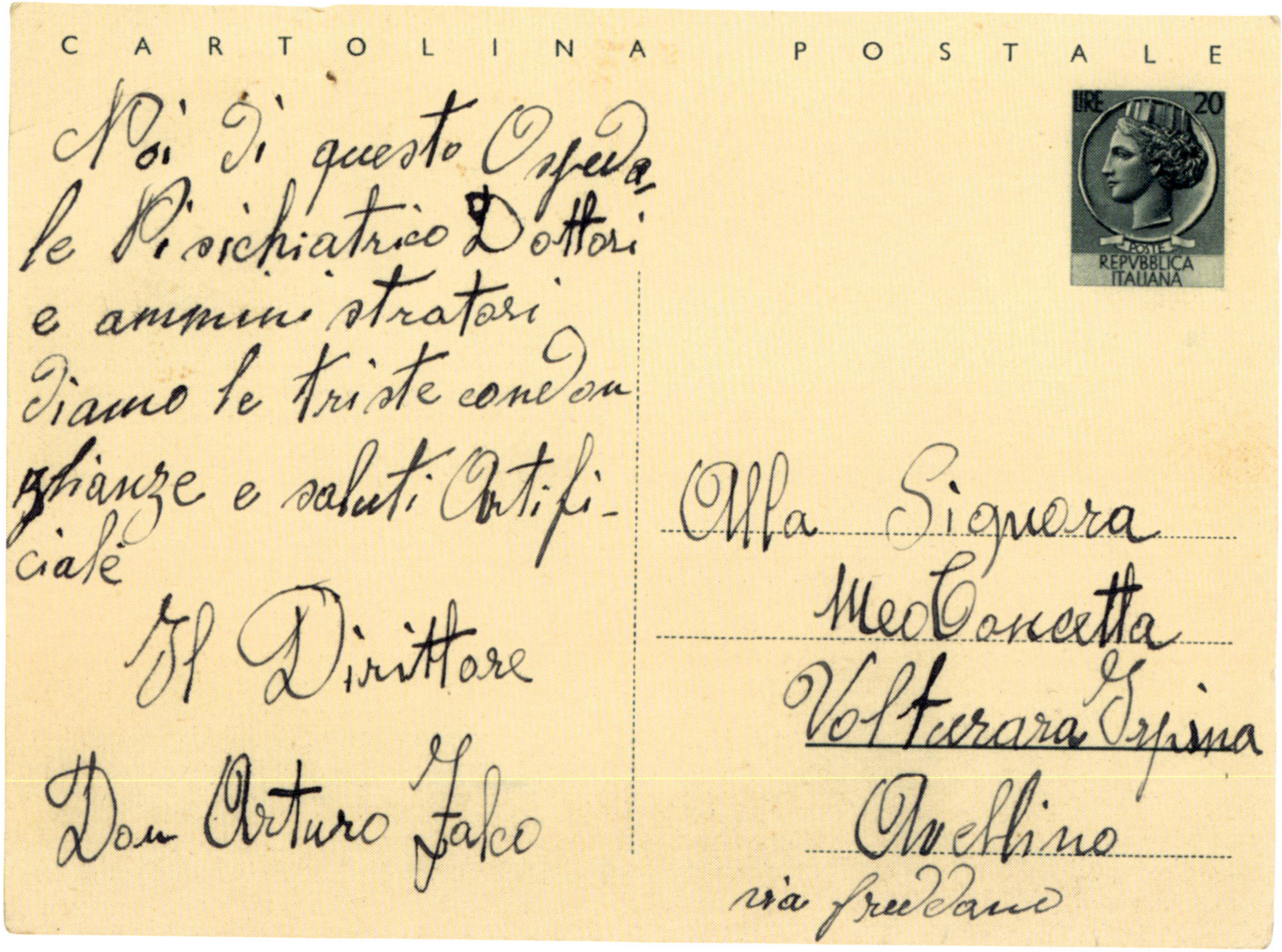

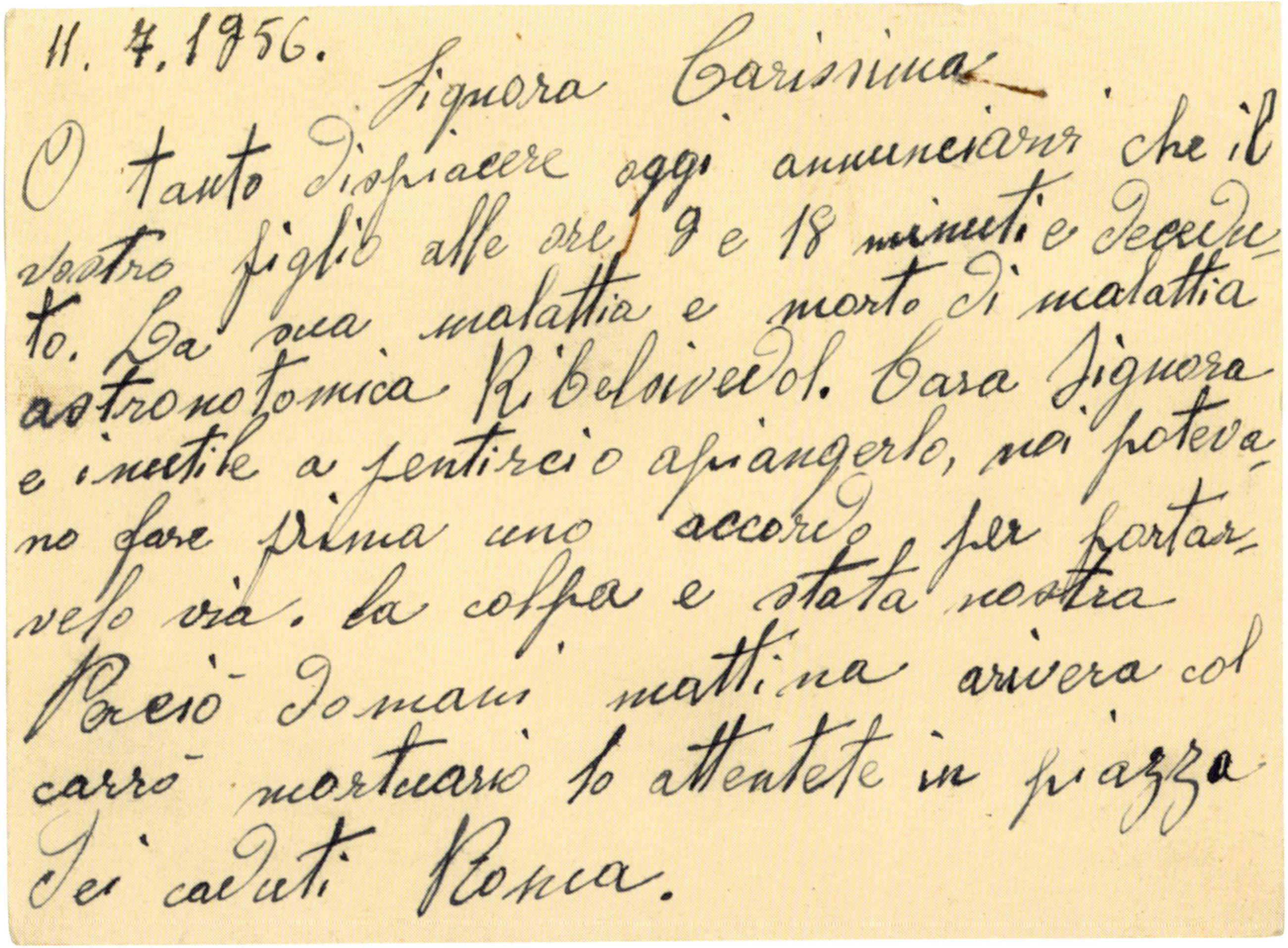
11. 7. 1956.
Signora Carissima
O tanto dispiacere oggi annunciarvi che il
vostro figlio alle ore 9 e 18 minuti e decedu-
to. La sua malattia e morto di malattia
astronotomica Ribeloivedol. Cara Signora
e inutile a pentirci o apiangerlo, noi poteva-
no fare prima uno accordo per portar-
velo via. la colpa e stata nostra
Perciò domani mattina arrivera col
carro mortuario lo attentete in piazza
dei caduti Roma.

7.11.1956
Dearest madam
I am very sorry to announce the death of your son, occurred at 9:18. His illness... He died of astronomic death. Ribeloivedol (?). Dear Madam it is useless for us to repent or to mourn him. We could have made an agreement so you could take him away from here before that. It was our fault. Therefore, a hearse will take him tomorrow; you wait for him in the Piazza dei Caduti in Rome.

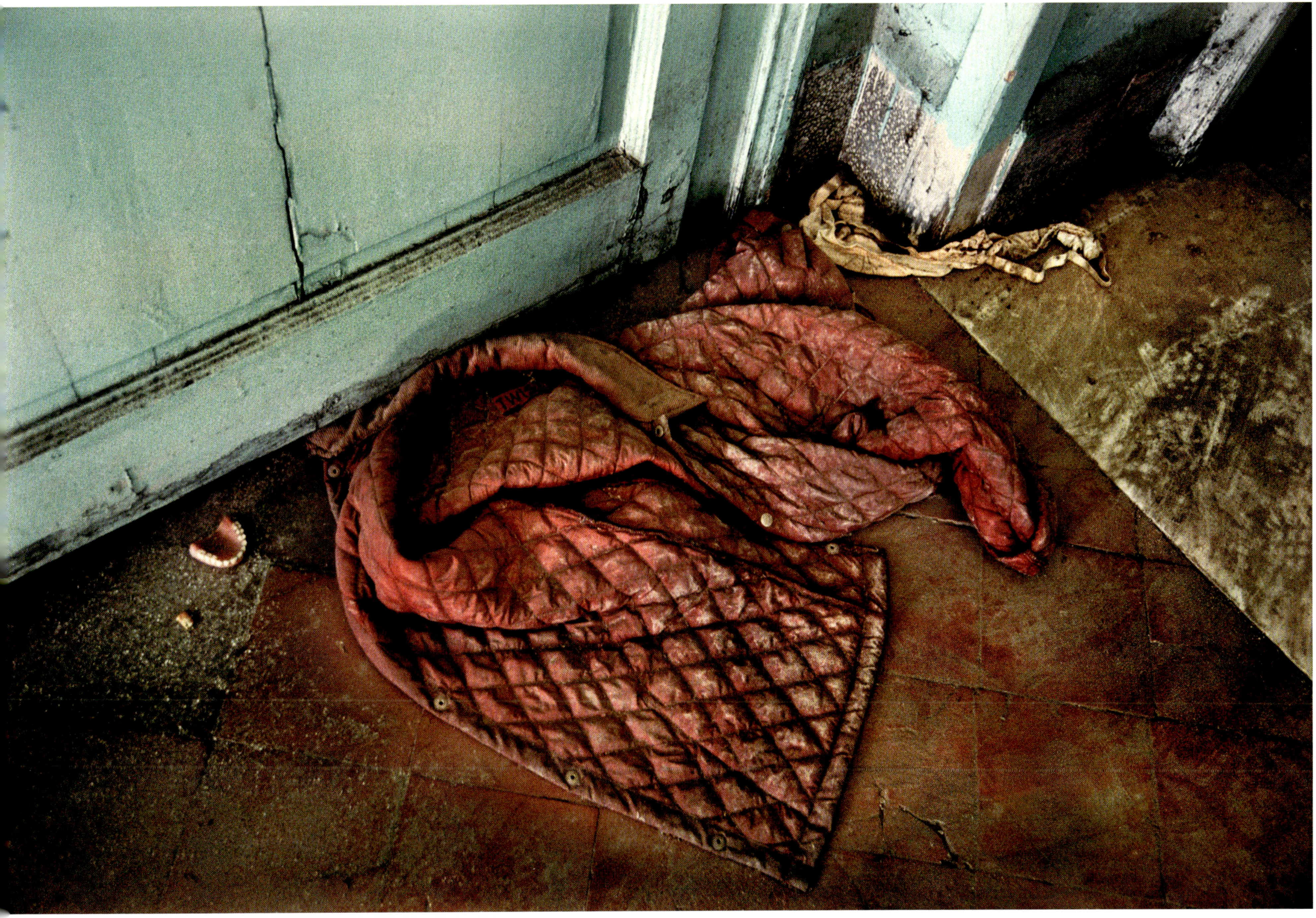

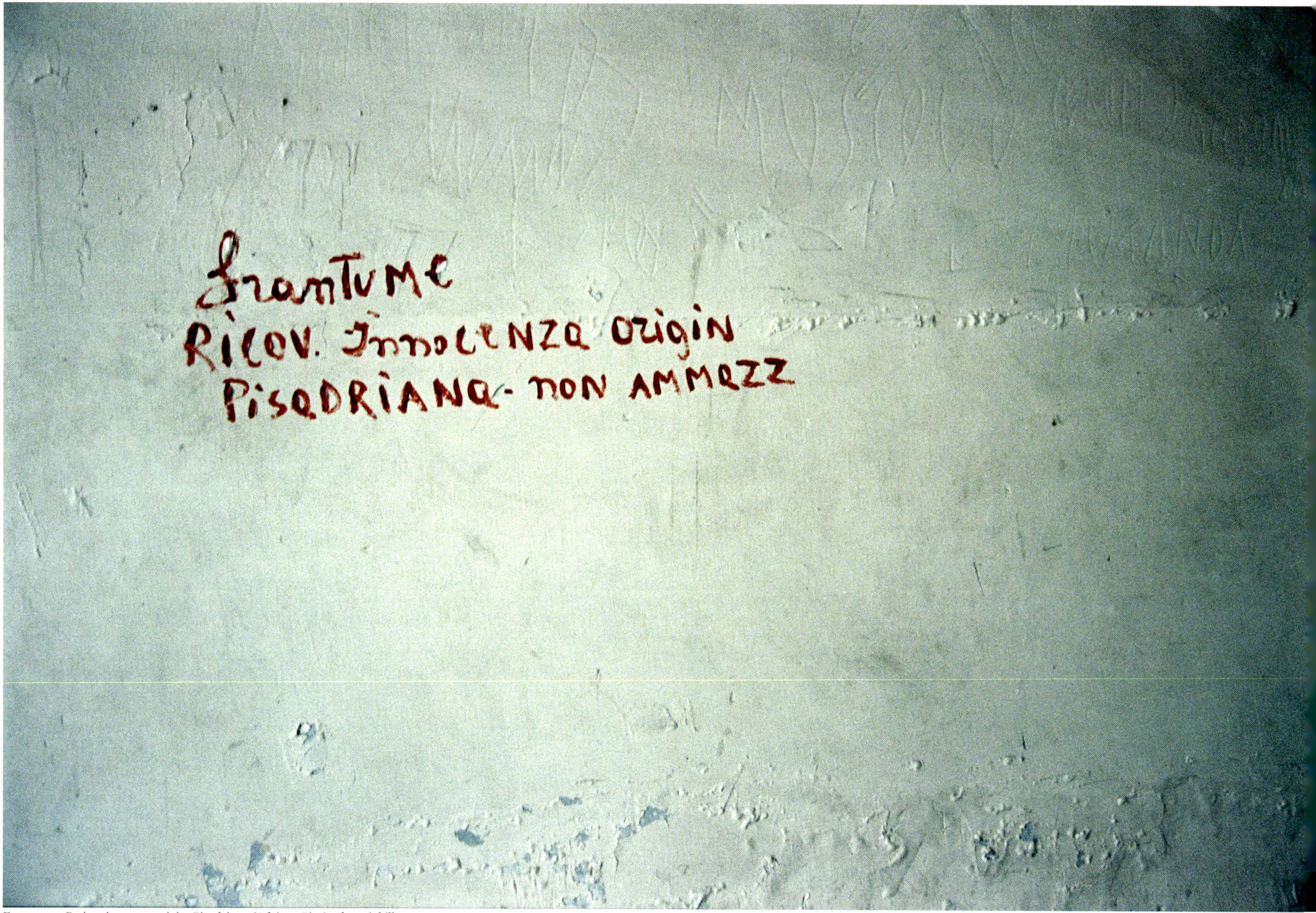

Fragments. Patient innocent origin. Pisadriana (Adriana Pisa) - doesn't kill

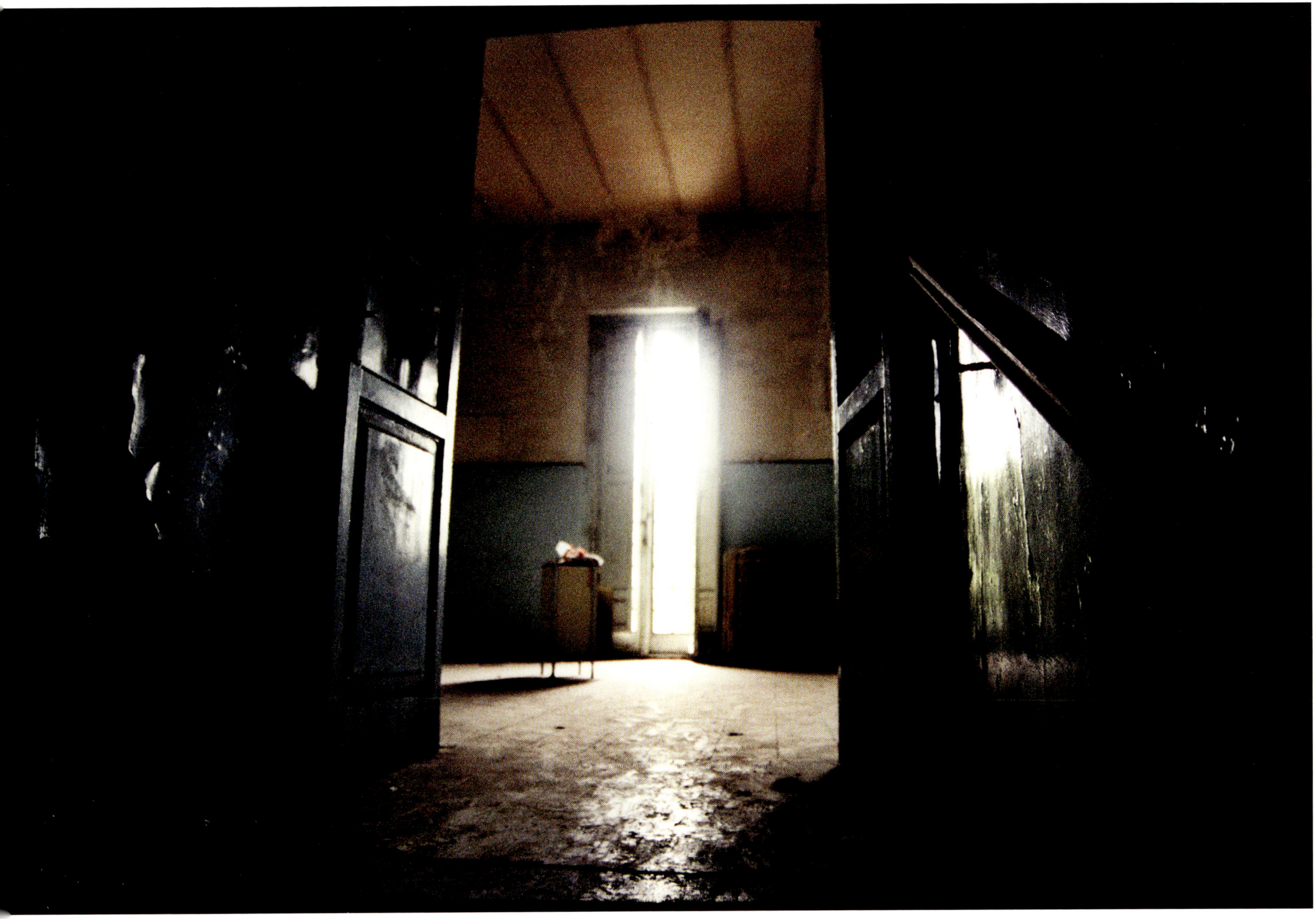

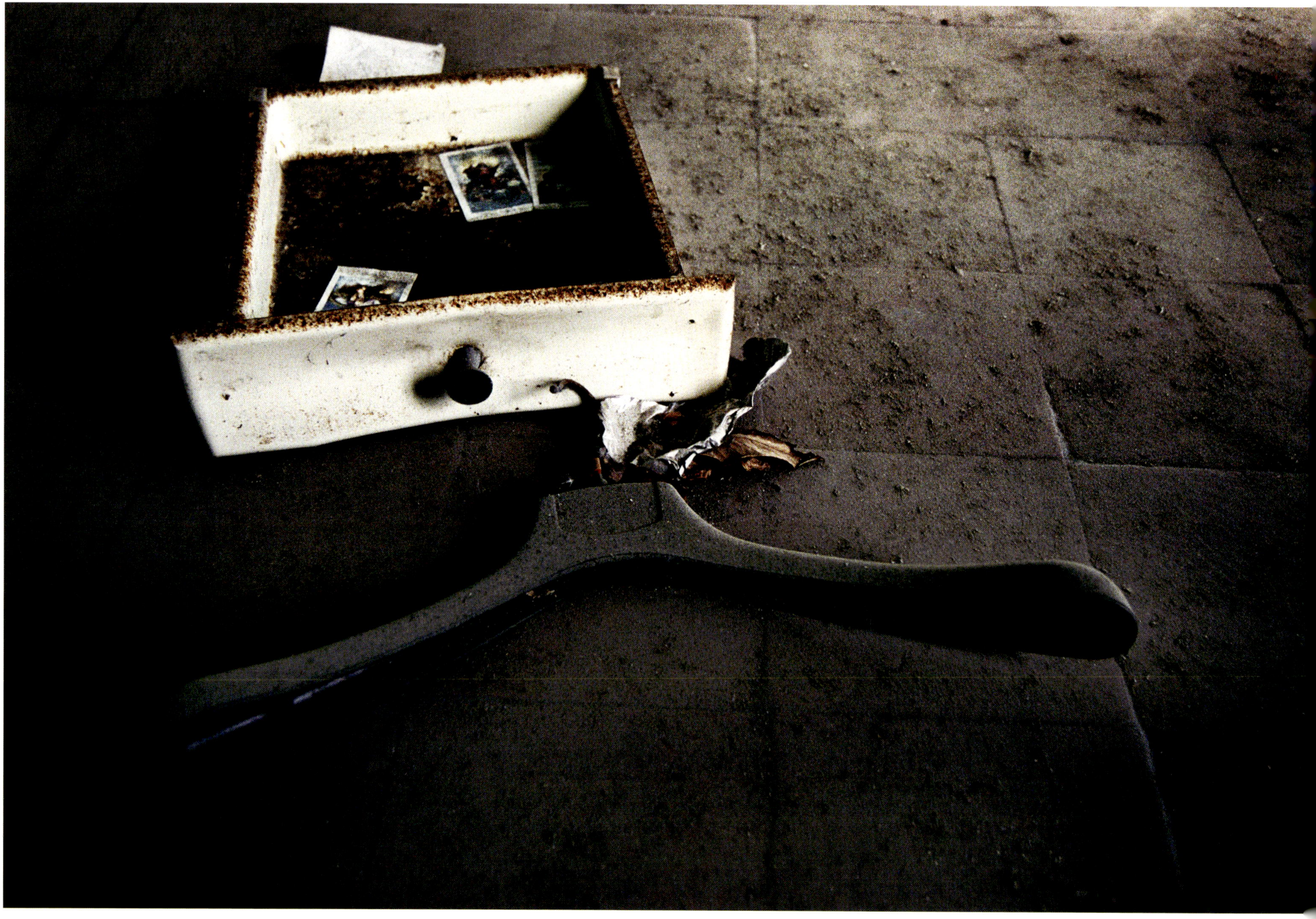

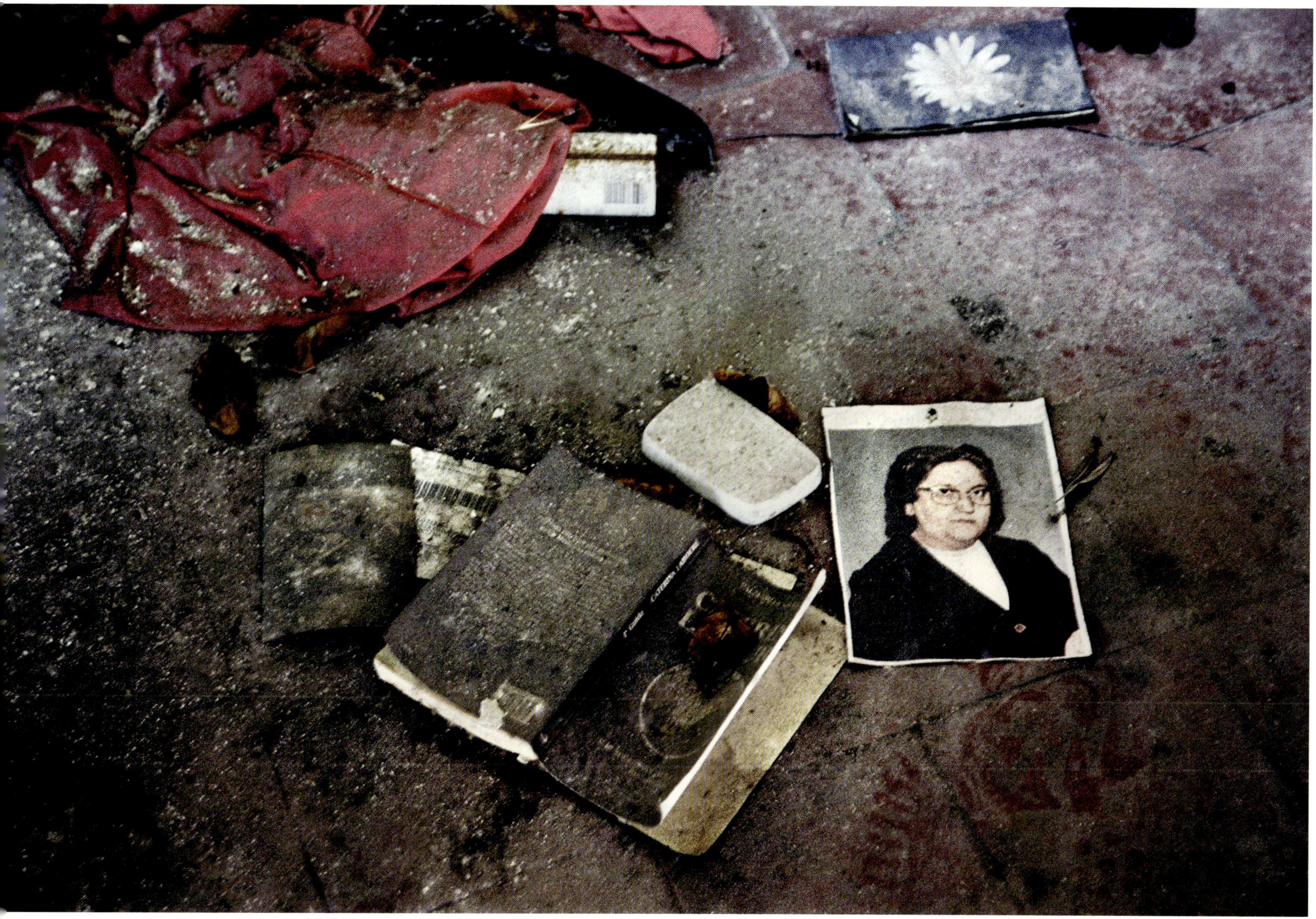

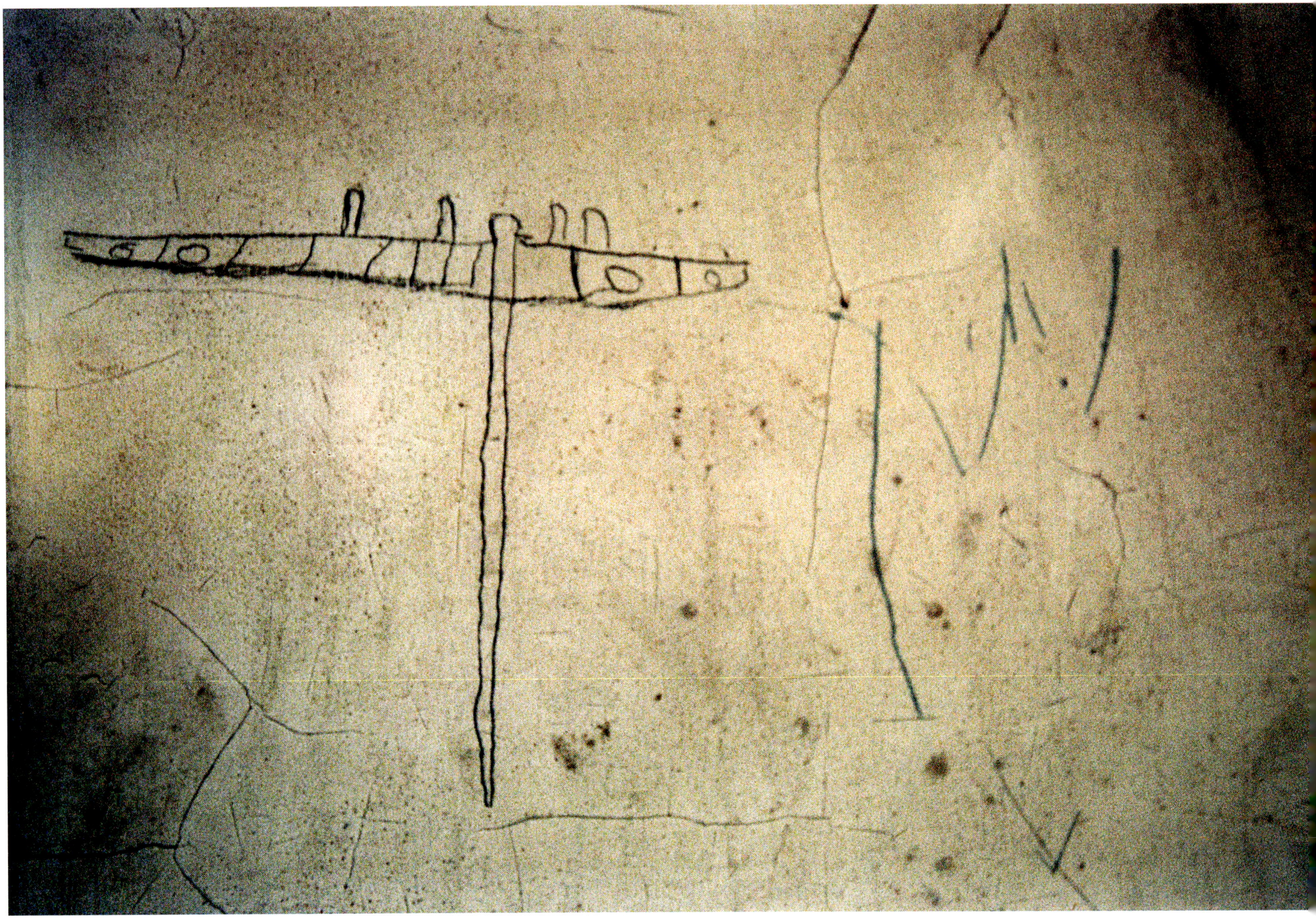

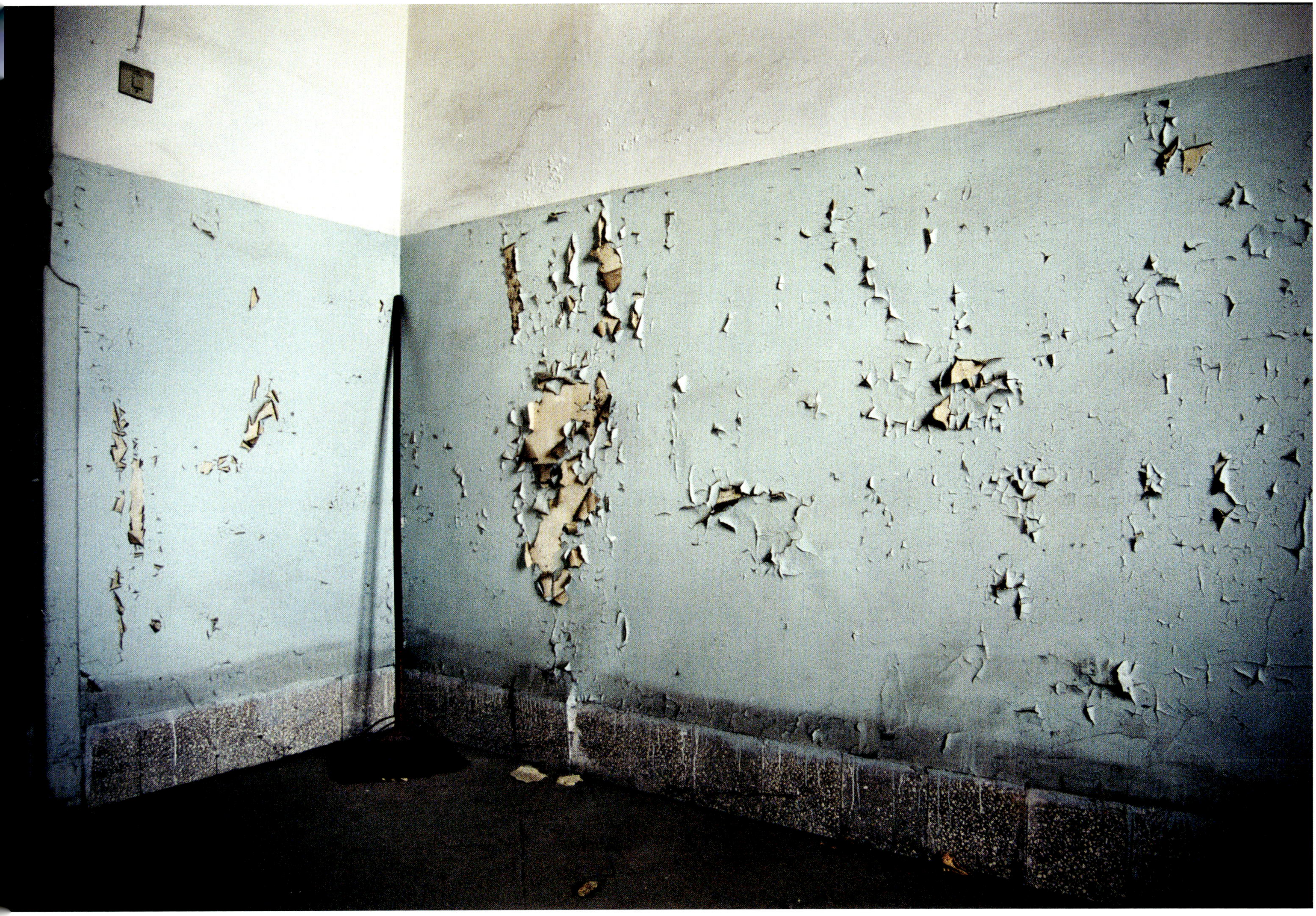

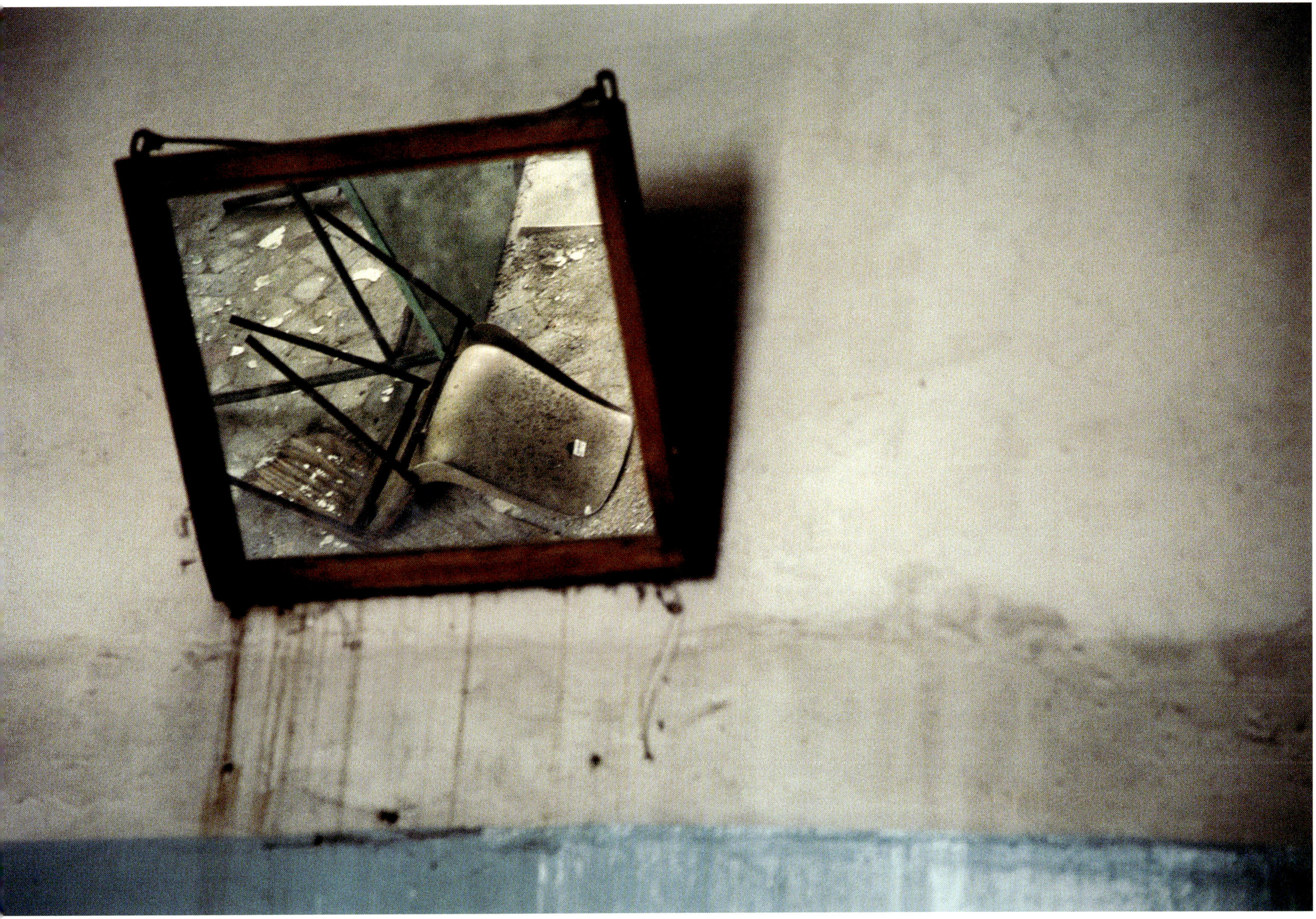

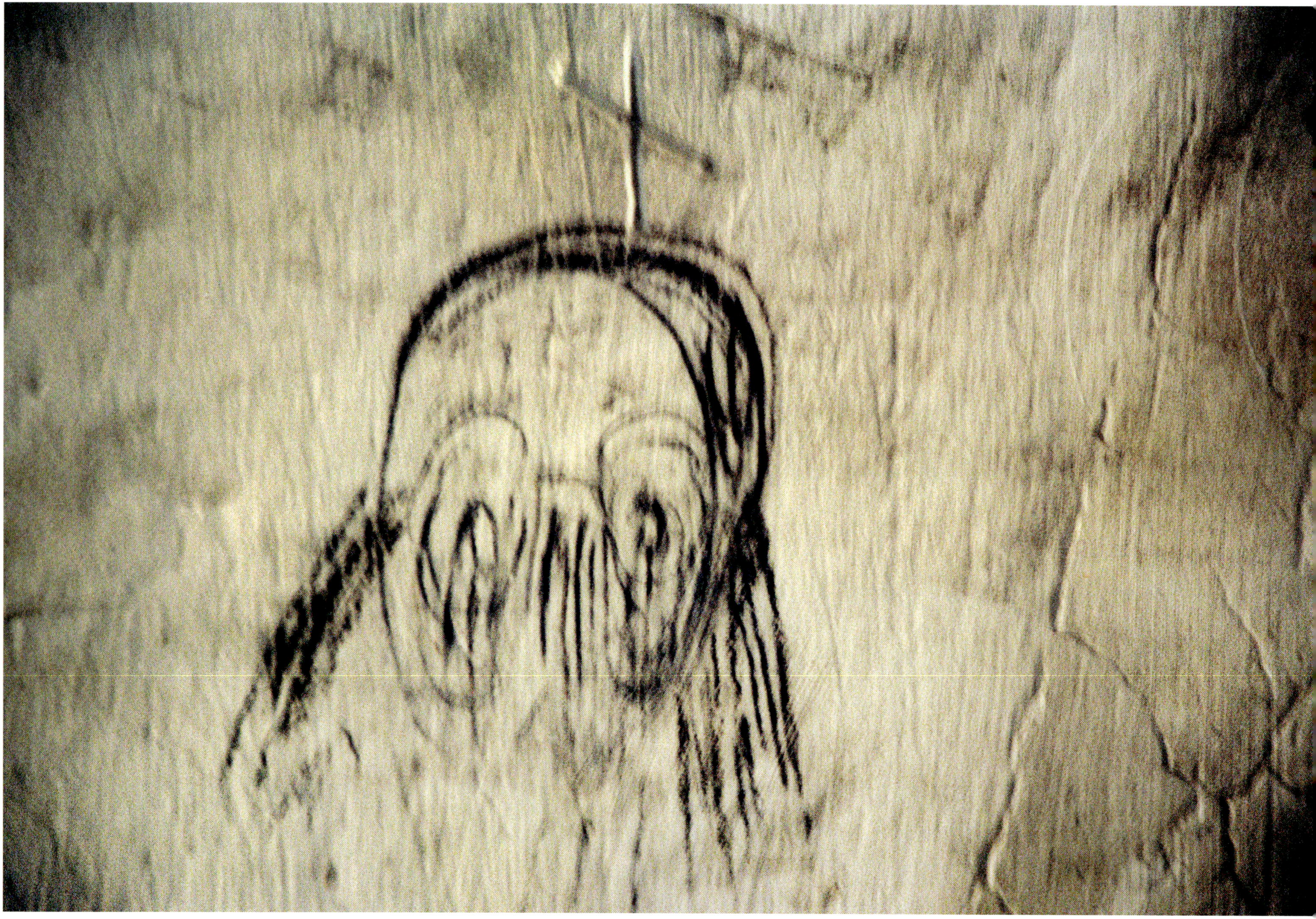

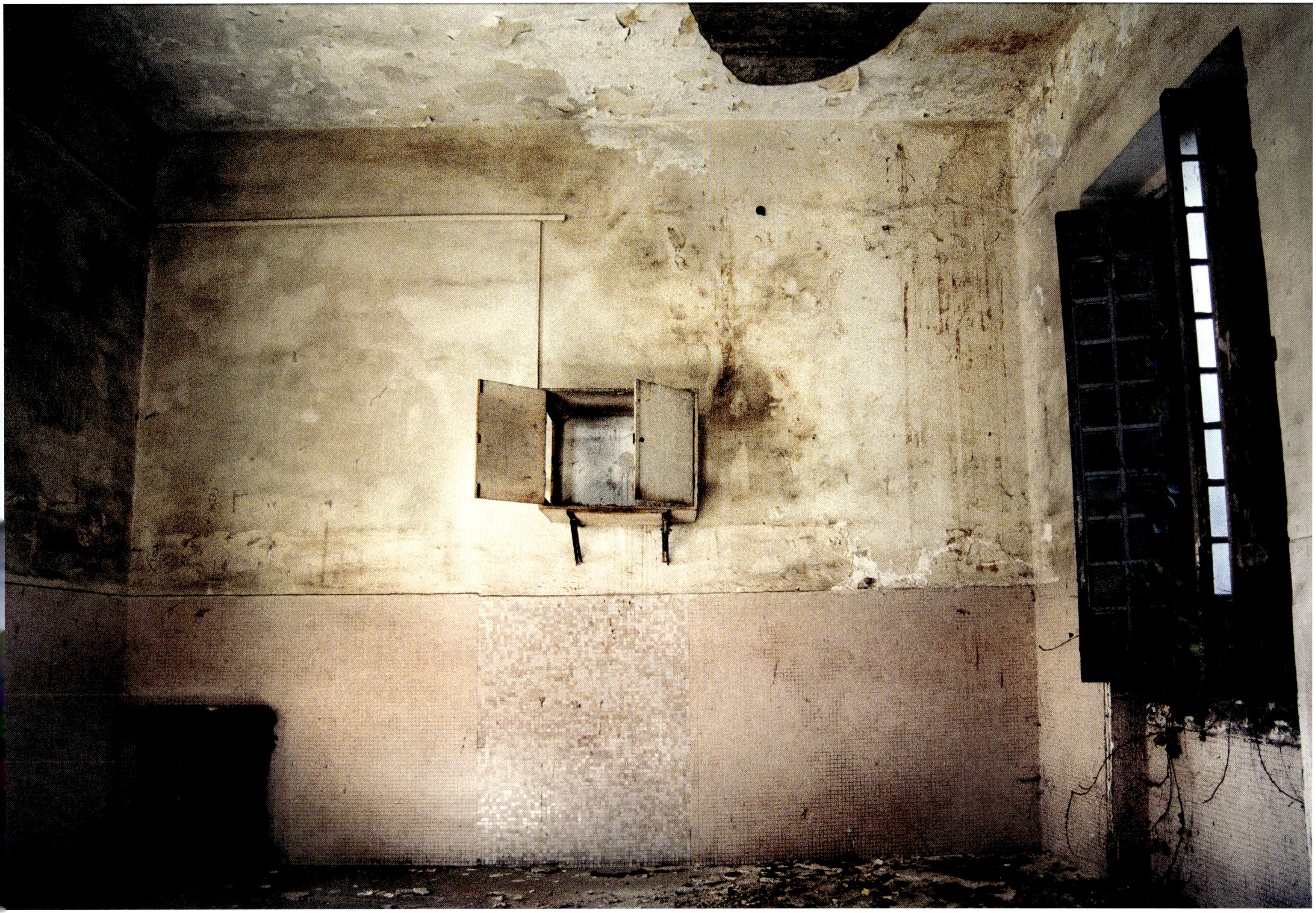

TV room

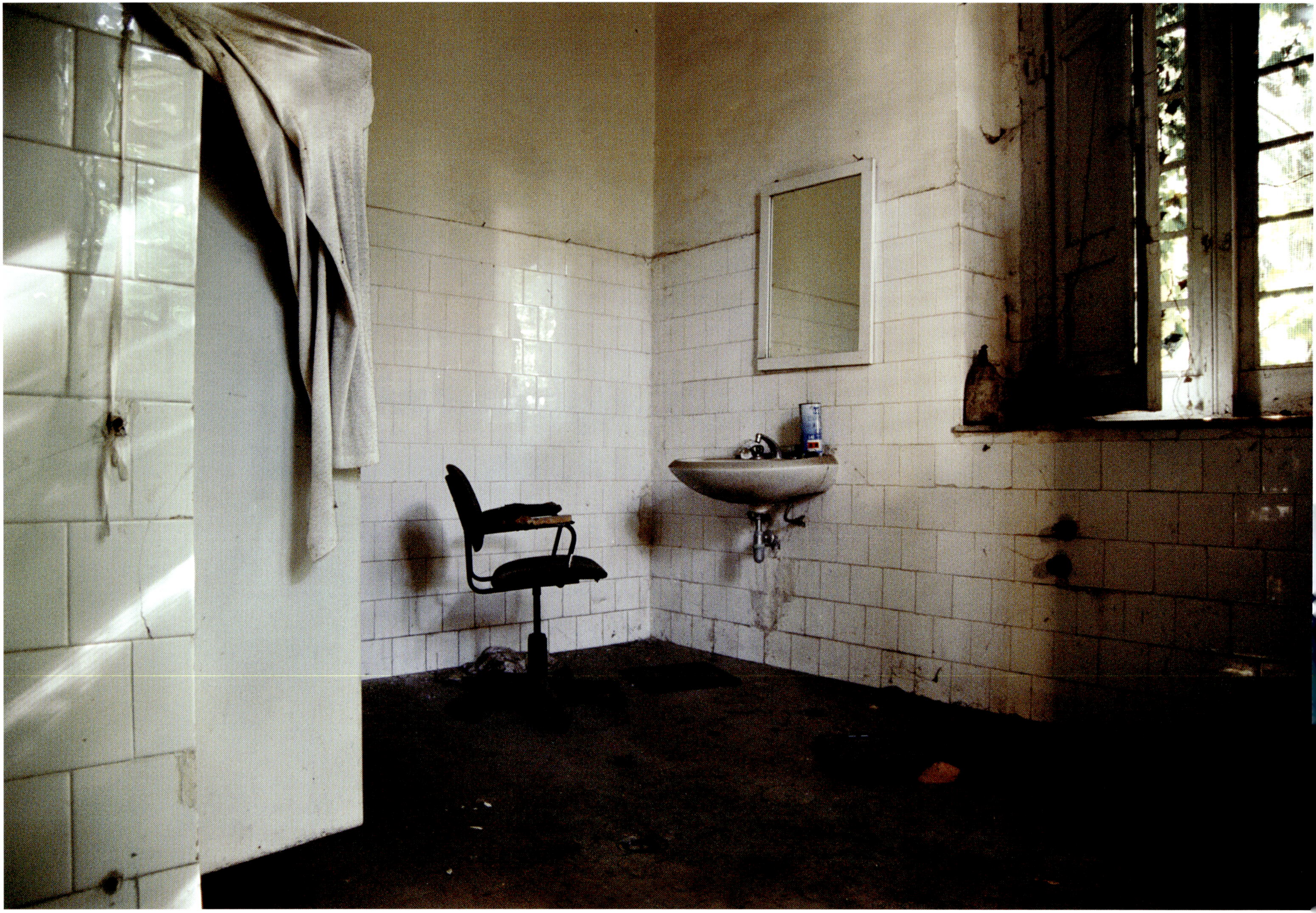

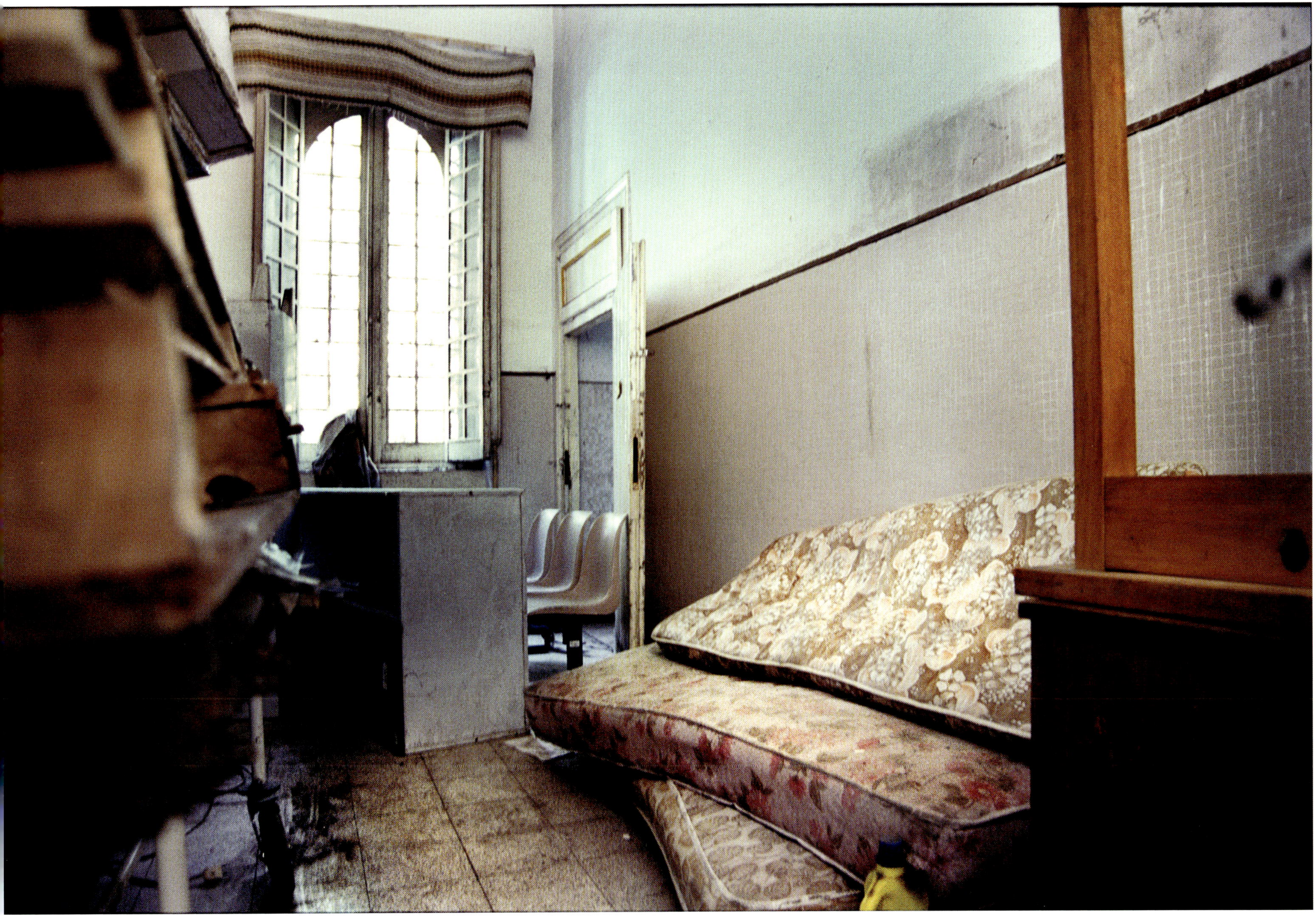

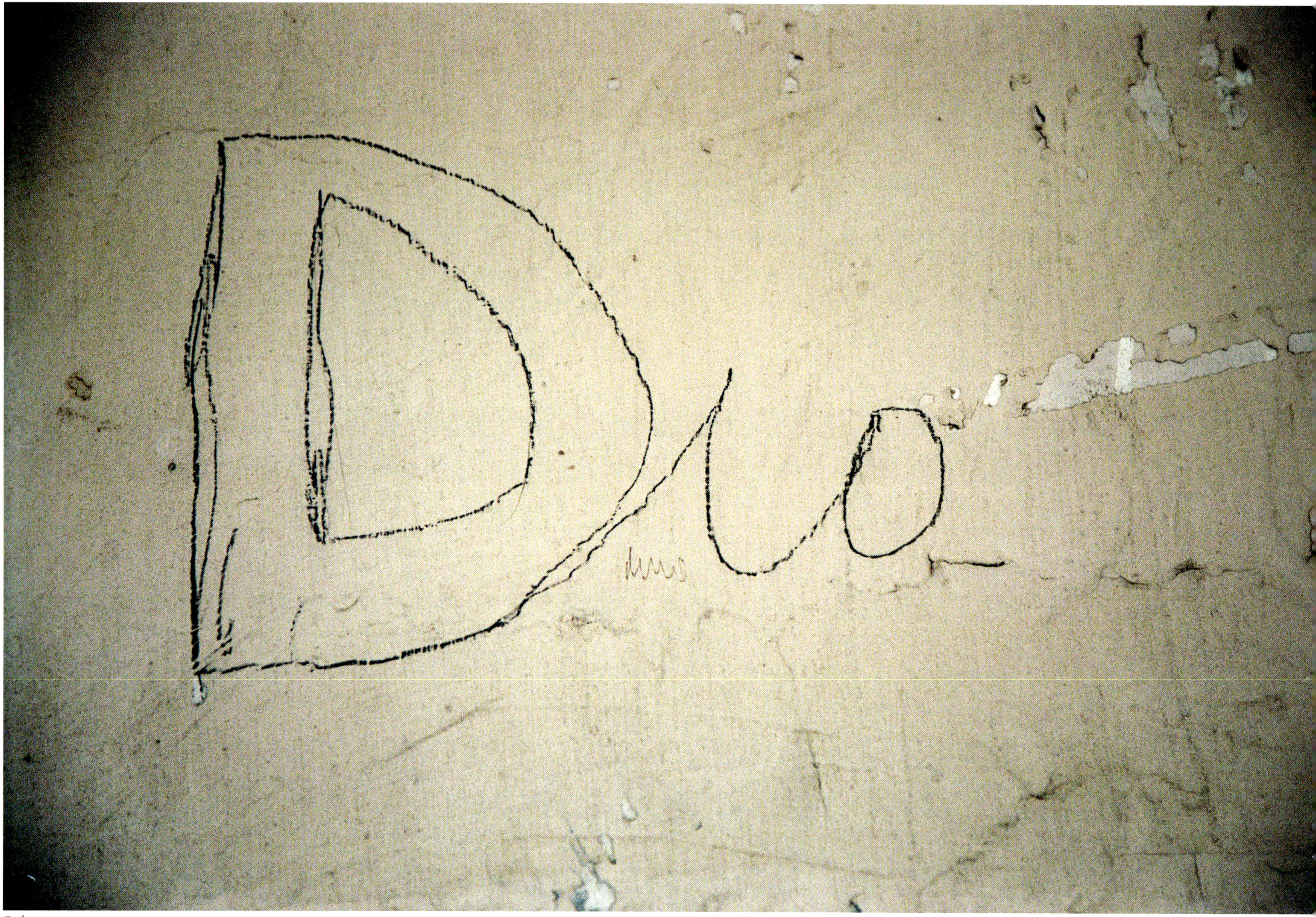

God

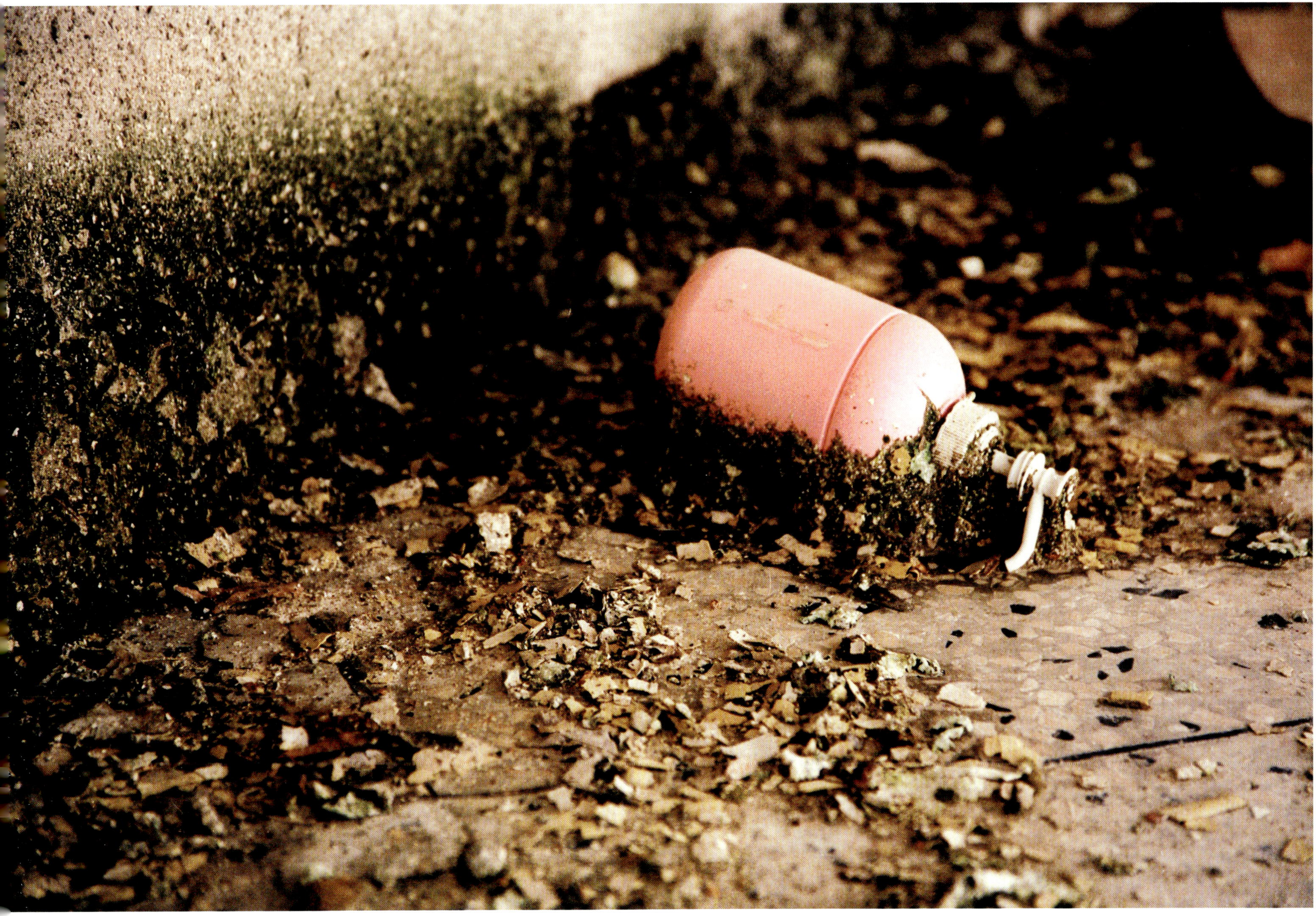

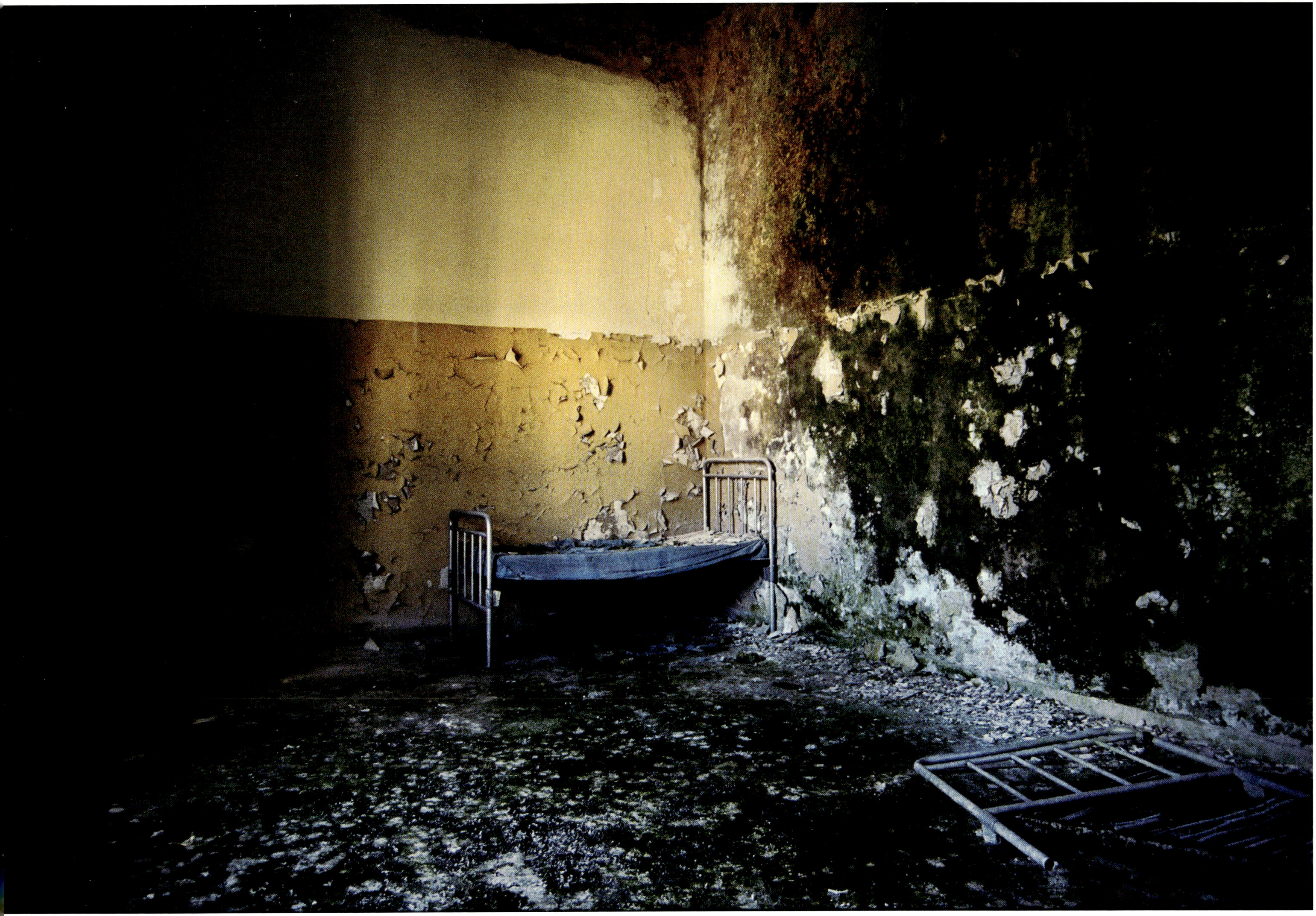

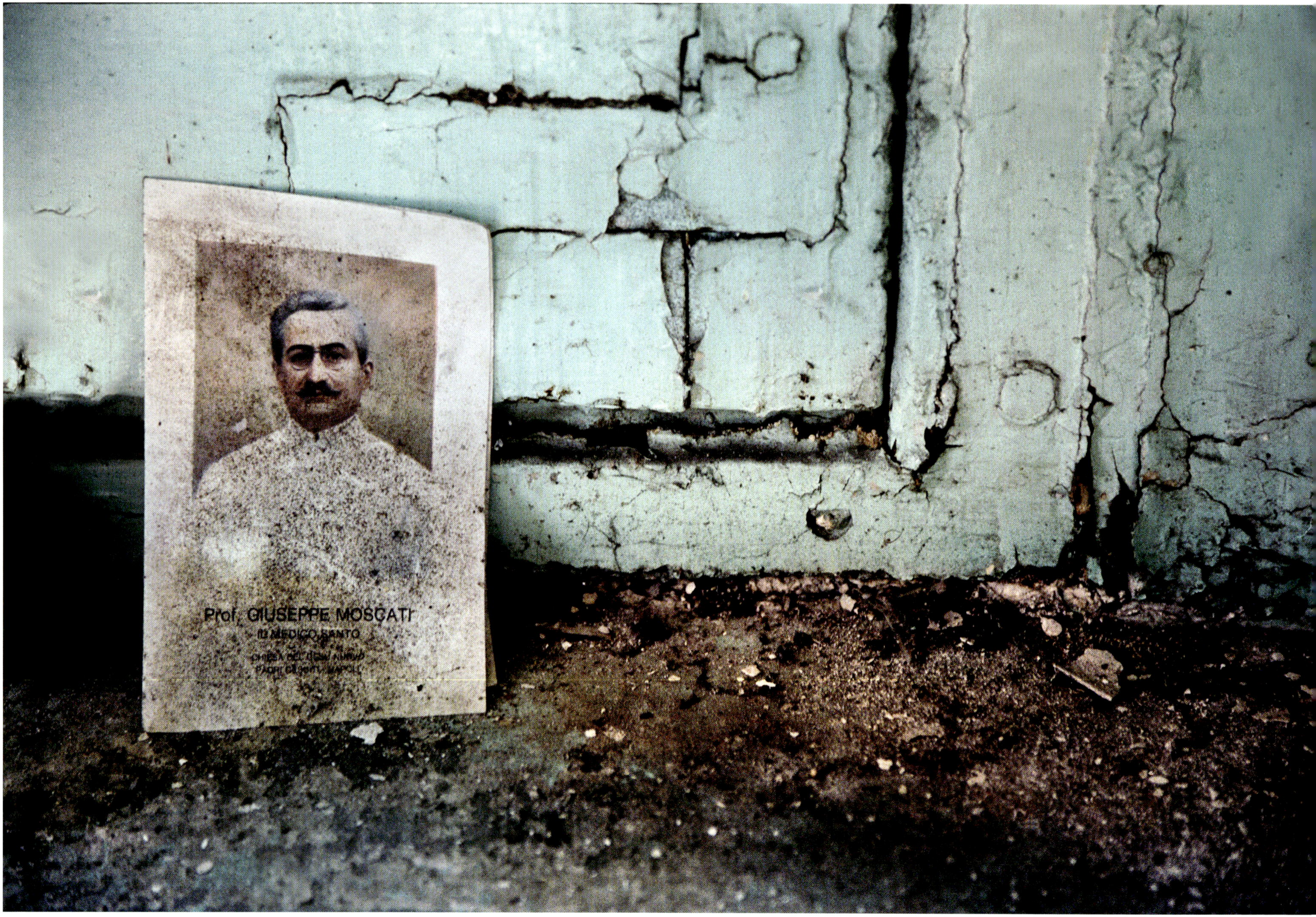
Prof. GIUSEPPE MOSCATI
IL MEDICO SANTO

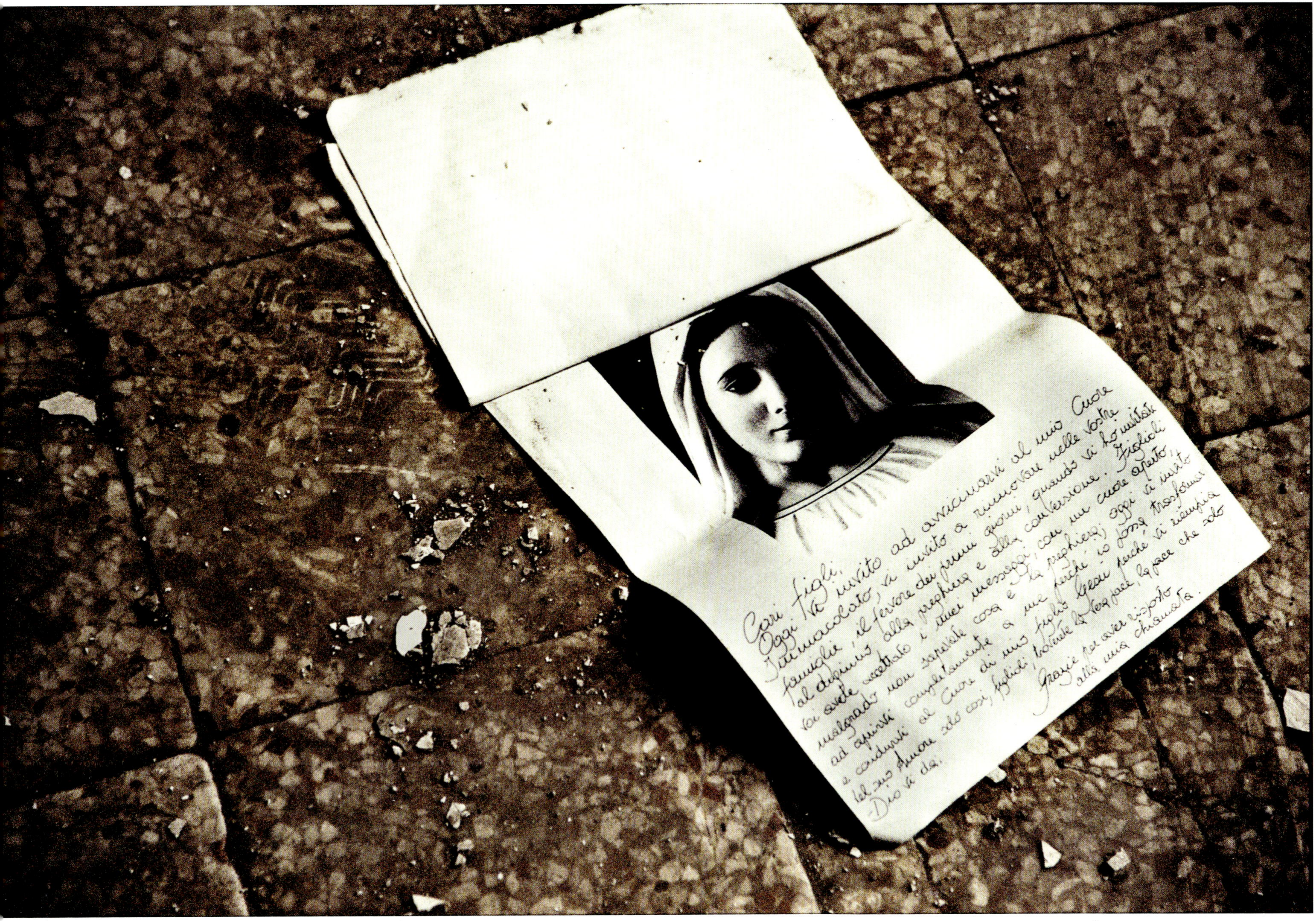
Cari figli,
Oggi Vi invito ad avvicinarvi al mio Cuore
Immacolato, vi invito a rinnovare nelle vostre
famiglie, il fervore dei primi giorni, quando vi ho invitato
al digiuno, alla preghiera e alla conversione. Figlioli
voi avete accettato i miei messaggi, con un cuore aperto,
malgrado non sapevate cosa è la preghiera; oggi vi invito
ad aprirvi completamente a me perché io possa trasformarvi
e condurvi al Cuore di mio figlio Gesù perché vi riempia
del suo Amore solo così, figlioli, troverete la vera pace, la pace che solo
Dio vi dà.
Grazie per aver risposto
alla mia chiamata.

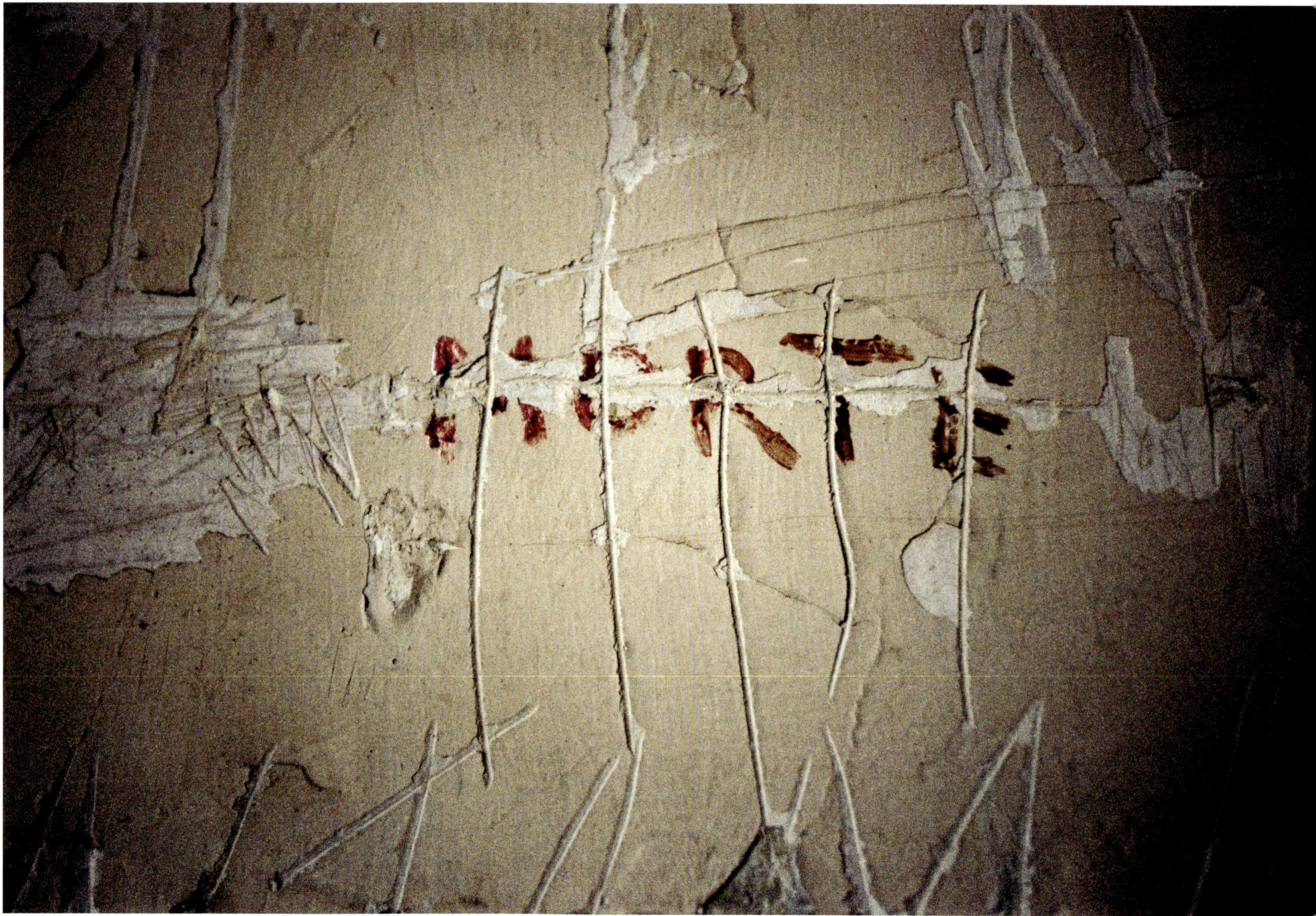

Death

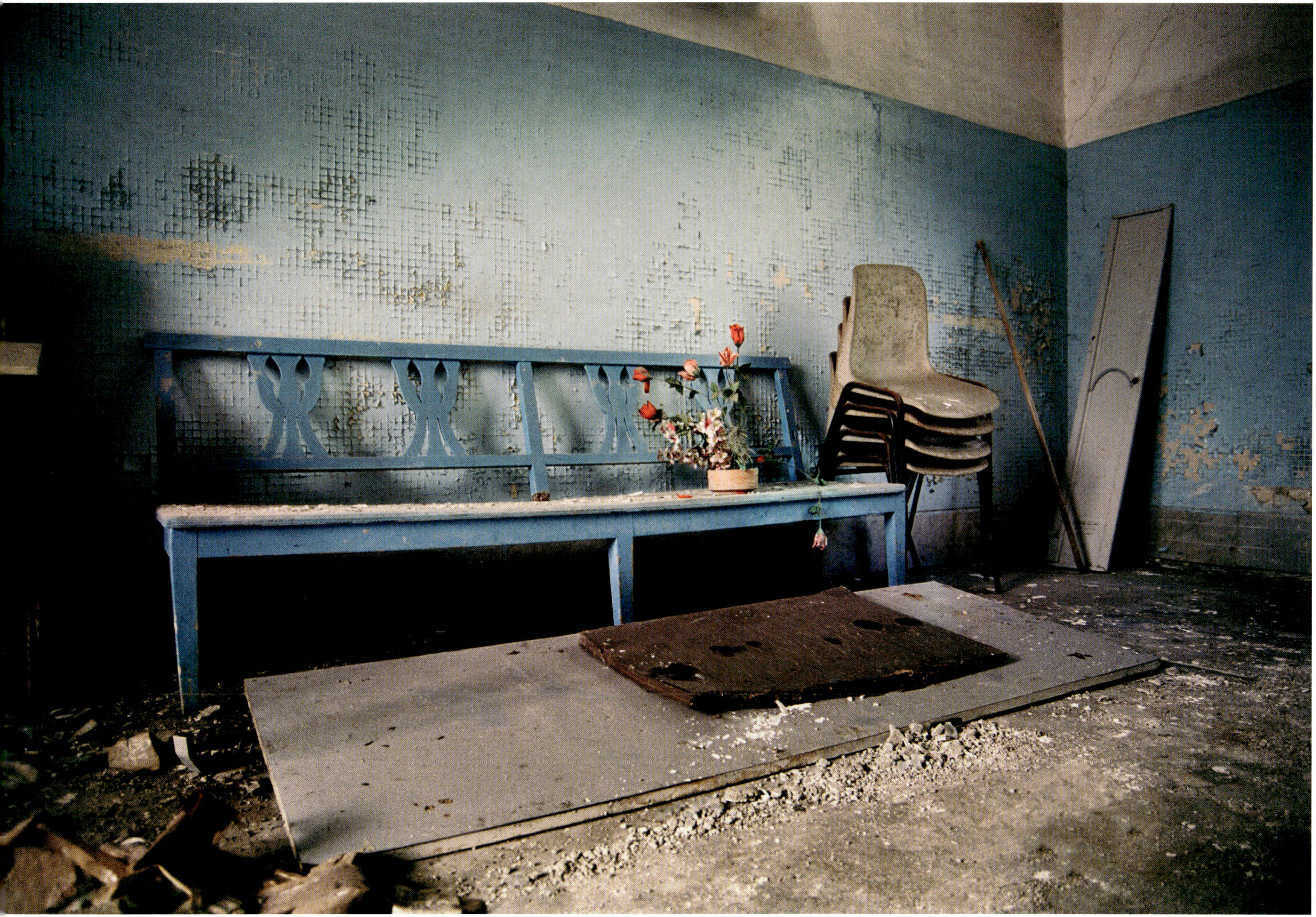

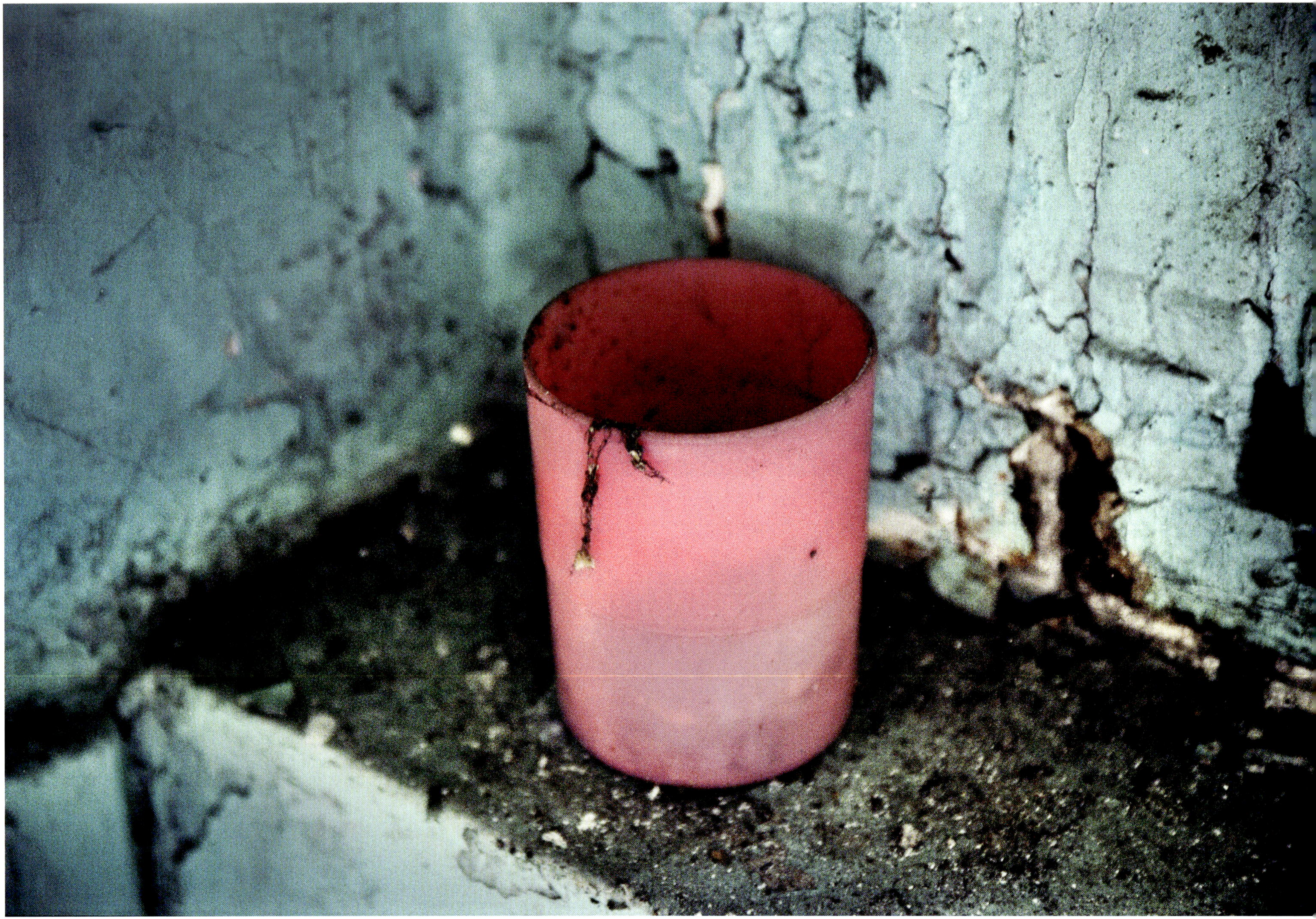

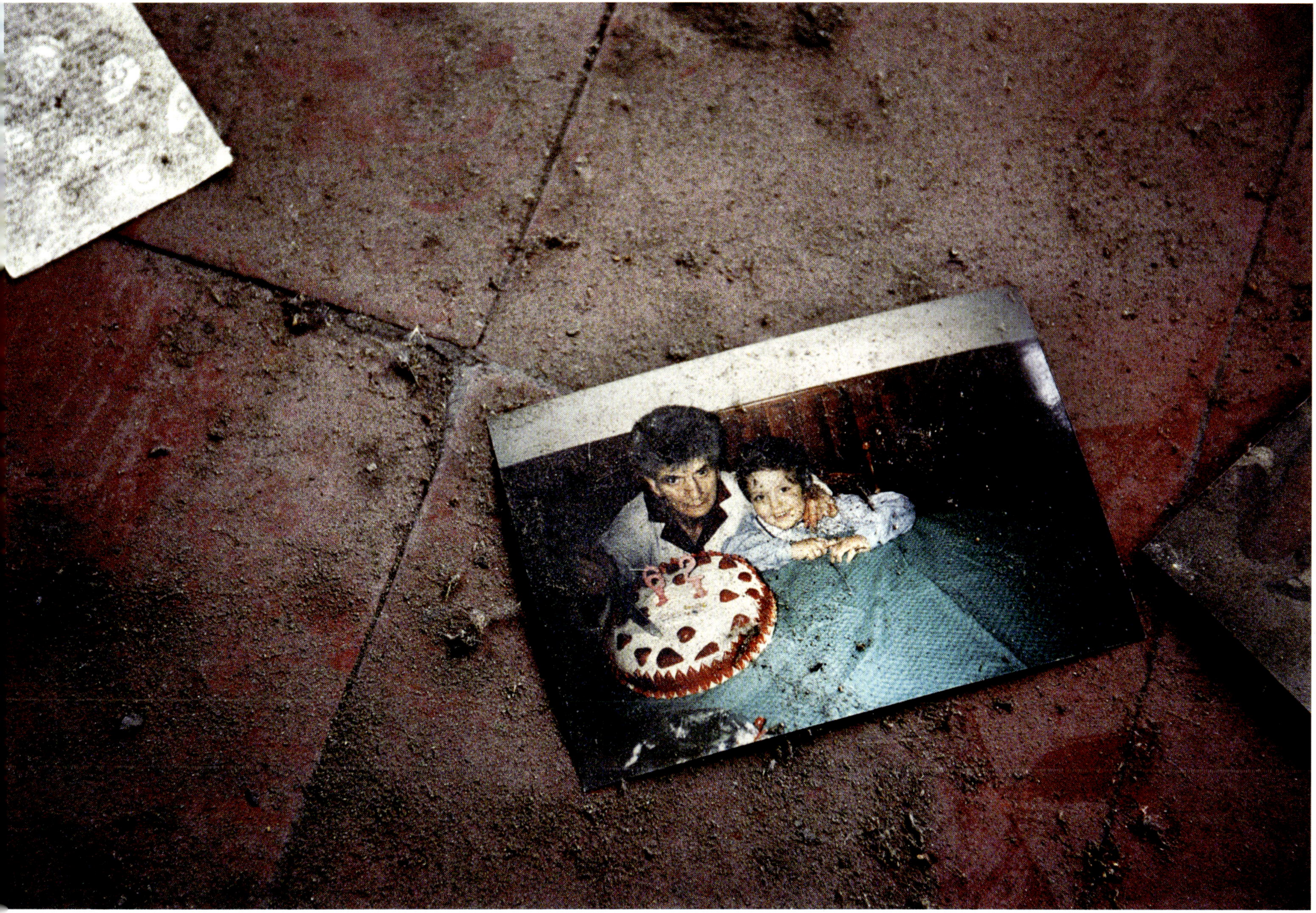

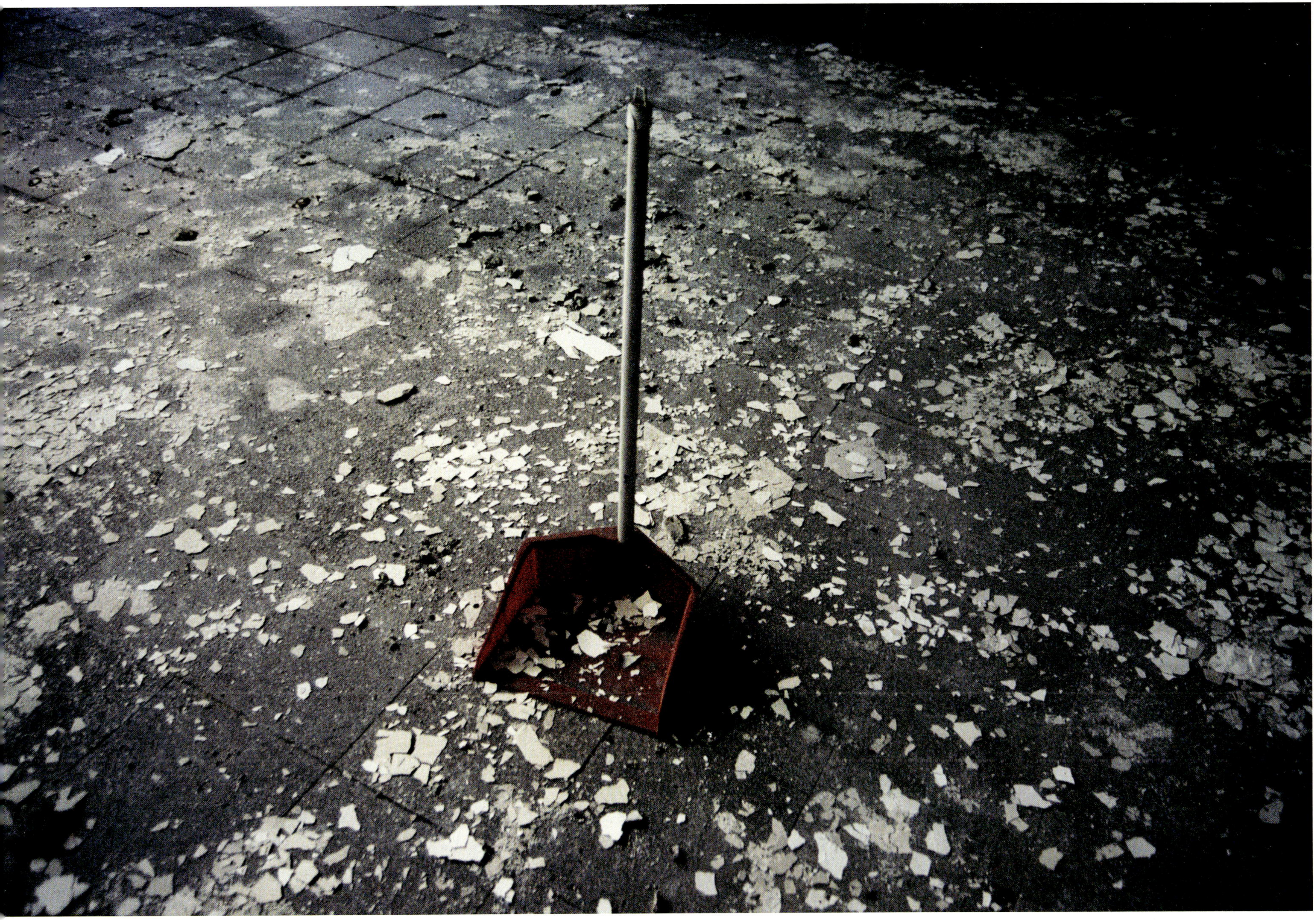

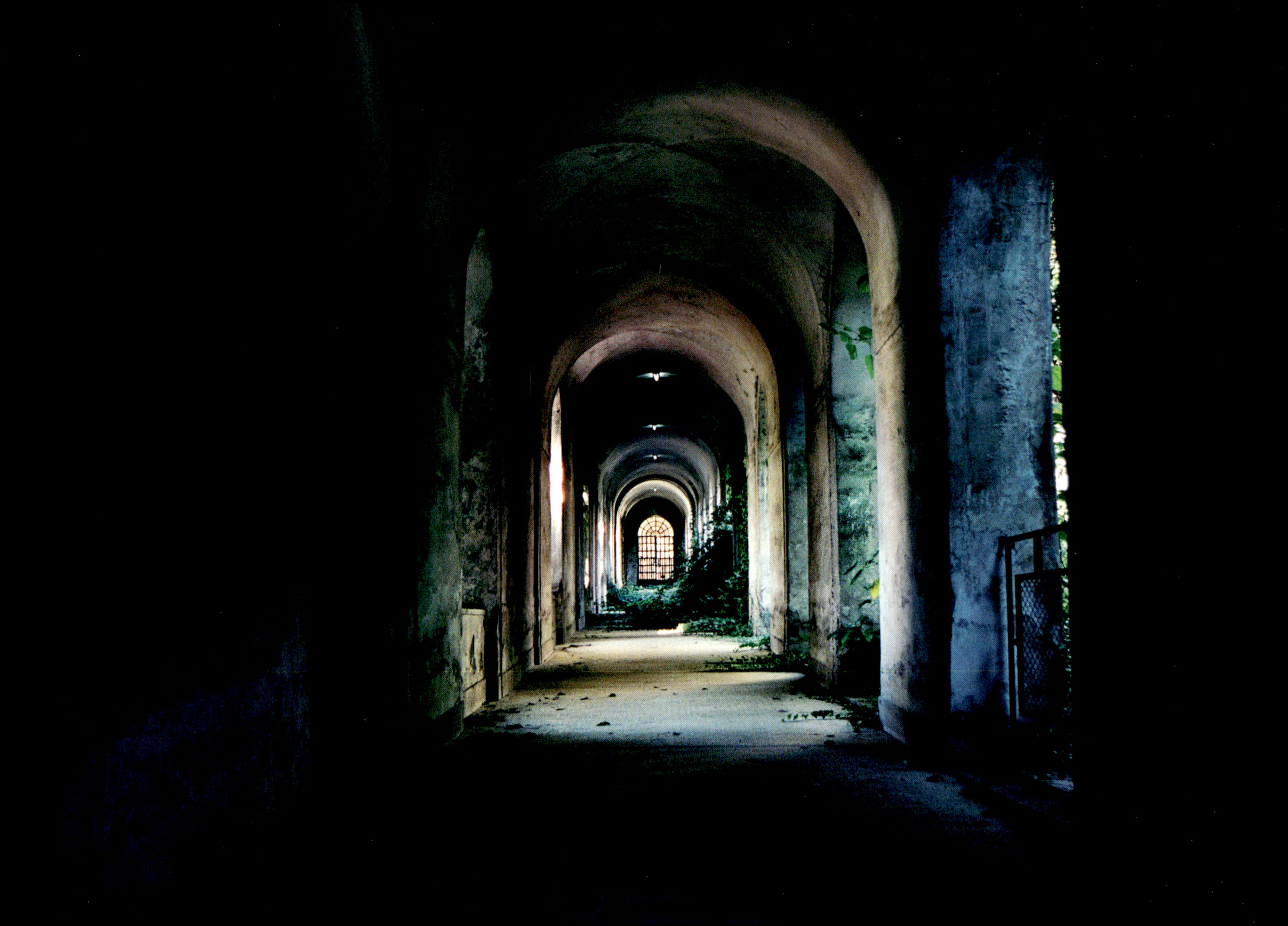

The Nobleman

by Sarah Emily Miano

Based on a true story

"Oh, go on House of Savoy, continual assassins sacking the puzzle against frolic teeth flitting in the divine sun, while barn owls take a bad action over books integrated with inexistent soldiers, or not," the nobleman said to the doctor one Thursday afternoon while the sun, certainly divine, blazed down on the turquoise sea and the barn owls of Campania, without moralizing, probably did take action.

Yet none of this could be seen within the asylum. In the doctor's office the only light came from a chandelier with two working bulbs. The plaster walls were flaking and yellowed, as if the room had been carved from the tufo rock, and like a cave, it felt as chilly as an icebox.

Sweat trickled down the nobleman's brow, but a cold sweat. To him this might've been a gas chamber filled with skulls, some lumped together, others scattered over the ground, their eye sockets issuing an endless darkness. Never mind, the doctor was no Nazi but a small, sensitive, soft-spoken man with soothing hands like ancient clay.

As a specialist in syntactic impairment, the doctor didn't let such word salad discourage him, though his patient tossed his fair share. He believed that every language, even the most absurd, contained a meaning, and one could excavate it using patience and skill. A challenging case indeed, but this was, after all, his life's work, his passion.

A more pressing issue, note to doctor: the nobleman's preoccupation. In the midst of his passionate poetry, he'd finally revealed an interest-- current events. Except the nobleman's idea of "current" was to the rest of society twenty years old. This came as no surprise to the doctor. Inside, there wasn't a calendar, clock or mirror: heaven forbid that time should reach the diseased, abandoned and shunned. Earlier that day a 73-year-old patient of no grand delusions had insisted she was thirty-one. Like most, she'd entered her new life without knowing where it had come from, or what was to be done with it. The sad reply: nothing doing. As for the nobleman, last he knew the Allies had taken Rome. So, without wanting to give away the ending, the doctor would stick to the nobleman's recent past— in his own mind, the distant past.

There was a tactic he'd tried before, for nudging the patient along a specific train of thought. "Tell me more about these soldiers. You mean, the ones we lost in Stalingrad?"

The nobleman's stomach raged. The lasagna he'd recently devoured with delight had revolted against him with a crowbar. Not now! The ricotta stank, he stank, everything and everyone stank, not the doctor, but the sisters stank because they couldn't get far enough away, not even with those big brooms that scoured their layers of filthy skin until they dropped off like onion peels. And they'll just grow back, the nobleman thought.

"Italy will win over all nations," he began, causing the doctor to rest his elbows on the desk between them then regret it immediately: one slight move could break his patient's concentration. "Sympathy as knives through a deserted walk, when fear forgets in mood circle six and seven, over pale flood noticeable to the obstacle of the Winter Line..."

Ah, yes, here's something! The doctor intruded this once. "You think we're on the brink of destroying the German Tenth Army?"

The nobleman cleared his throat. A spider sleeked across the wall, disappeared into a crack more like a volcanic fissure, another eruption on the way? He racked his brains for the law that prevented such obvious attempts to escape.

The doctor peered closer. It was a fervent face, the complexion dark as coal, set off by curly black hair, high-arched brows, a pointy beard and sharp beady eyes. Temples throbbing, lashes fluttering, lips flapping, the nobleman jabbered on about his nagging scoliosis; the Sicilian chess defence; the Lord, only a giant spider stuck in His web; his mother's face, hairy as anchovies; the blizzards on the Adriatic front, and so on, in no certain order.

Outside, the usual sounds rose then fell away: footsteps, murmurs, shouts, shrieks, screams, curses, groans, moans, weeping, sobbing. Hundreds of other patients to attend to, the doctor thought, but never mind, maybe he could delve into his genealogy, what made the nobleman noble? Or not: when the doctor checked his watch, on the sly, their hour was up.

Not sly enough, it seems. The nobleman politely excused himself, stood up, smoothing the wrinkles in his trousers, and shook the doctor's hand. For, unlike his speech, his behaviour was always in the correct order. Out went the patient, the wooden door closed with a thud, and this ended the pivotal conversation between the nobleman and the doctor.

Only seconds later, a nurse rushed in: she'd had to restrain little Francesca to keep her from hitting herself. The doctor leaped up and bolted to the ward at once. How many times had he forbidden such methods? No respect for human dignity!

In the corridor, the nobleman saw Teresa perched on the radiator, stiff-necked and grey-faced, dentures clattering, her miserable shoulders quaking in a stained red jacket. He saw, in a frilly dress and hair ribbons, Pisa Adriana, who wrote on the walls and moaned about her curse, like yesterday, when she begged him to heal from her blood as if he were Christ. He saw the Cammisa brothers who'd sprayed themselves with DDT to avoid getting limes, then Giovanni "the crazy", their honorary handyman. He nodded to his family members and carried on to the garden, which, to his dismay, wasn't surrounded by a wall of air like Virgil's but vines and weeds.

The following Thursday, the doctor found himself doubting the very system that had fostered his career. He'd had reservations before, but this was different, urgent. Other doctors, elsewhere, had begun campaigning for new treatment structures... could he actually join their ranks? What had become of him?

Meanwhile the nobleman found himself standing on the side of the main road that led to his hometown, Avellino. He'd run out of his mother's apartment as if he'd seen a ghost, and he had: his own ghost, the ghost of his former self. His life, bitter and empty, no life at all. What had become of him?

For the taxi driver, it had been a slow day, so he stopped for the tall, well-dressed gentleman waving for a ride. Not bad, he thought, as the gentleman revealed his destination, an hour's drive. Scenic too. Avellino sat high above sea level in a lush green valley between two enormous mountains. No bags, signore? None. No lire either, it seemed. But the gentleman promised that his family— a prominent one— would pay him amply, at first notice, for his kindness. In went the gentleman, the door closed with a clang, and the taxi driver hit the gas.

While the car climbed the rugged slopes, the nobleman absorbed the view, familiar but fresh. The crisp air pinched his cheeks, ruffled his curls... Exhilarating! He chatted with his smiling squire, the words flowing sharp and sweet like limoncello. As he gazed out at the fertile plains, he spoke of the early farmers tilling the rich soil. As they cruised beneath the canopy of trees, he compared it to the vaults in the Romanesque Duomo, simple on the outside, an architectural wonder within. Then, rumbling down the city's cobblestone alleyways, the nobleman confessed that the frescoes in the Montevergine Sanctuary, those soft colours, made him feel a mixture of awe and sorrow.

The taxi driver, listening with interest, suspected that the gentleman had been away for a long time, somewhere remote. While articulate and educated, his knowledge of current events was patchy. But the taxi driver didn't meddle; he simply took pride in taking the prodigal son home— and, more precisely, to the luxurious Santa Maria hotel as requested. He gave the gentleman his address and wished him well.

Fatefully, while the doctor pored over the nobleman's files looking for one last clue, the phone rang. It was the director, enraged. An hour before, when the nurses had escorted the nobleman to his mother's city apartment across the square, she wasn't at home, so they left him there, expecting she'd arrive shortly. Yet, in that "shortly", the nobleman had vanished. Moreover, the old lady was on her way, confused and distraught, so the doctor had better find her son at once. The doctor slammed down the phone: there was enough contention with the director already. Then he scratched his head and smiled. It seems the nobleman's behaviour was not always in the correct order.

After introducing himself, the nobleman convinced the hotel clerk to put him up in a suite, where he bathed, shaved, and picked at the fruit basket before going to the restaurant. There he ordered a regional red, stuffed octopus, spaghetti puttanesca and braised rabbit, followed by chocolate mousse with candied cherries. In between sips and bites, he amused the waiters with stories about Virgil, how his bronze fly drove all the infected flies out of Naples, how his bronze trumpeter blew dust and lava back to Vesuvius. Then, fully sated, the nobleman dozed off on the king-size bed and awoke nine hours later feeling like a new man.

The doctor soon discovered where the nobleman got his hypnotic eyes, but not his size. How had this tiny woman given birth to a giant? And what, their blood wasn't blue? Once she'd swallowed her tears, the nobleman's mother said she was a baker's daughter, and her late husband, though a wealthy lawyer, had come from a family of fishermen. Turns out, the nobleman himself had practiced at a prominent firm until his early twenties when, without warning, he began to "speak the gibberish".

An interview with the carbinieri followed. The doctor provided a background sketch and suggested they search the libraries, museums, churches and trattorias. The nobleman couldn't have gone far, one word from his lips and a pigeon would catch on. Yet, that evening, after combing through Naples, no nobleman.

There was a reason for his visit: to research his proud family's genealogy. So, in the morning, after pastries on the terrace, the nobleman set off for the library. There, with the librarian scampering to and fro, he gathered every dusty volume on the House of Savoy and the Dukes of Avellino. At a desk near the window, offering a view of the pitched red rooftops, he leafed, pored and jotted until his eyelids drooped. At day's end, pleased with his progress, he reserved his books, thanked the librarian and returned to the hotel.

The nobleman retraced these same steps the next day, and by that evening he'd made an extraordinary discovery. Though he didn't make a public disclosure just yet, he did reward himself later with an aperitivo and generously invited the entire restaurant staff to join him. And not only them but also everyone he'd met embraced him as a sound, kind, respectable, new member of their community.

By day three the police had pinpointed the nobleman's location, not difficult after all: he'd taken refuge in his hometown without using an alias. So the doctor and the offending nurses went to fetch him, having convinced the authorities to allow the patient a dignified capture— as if a capture could ever be dignified.

When the nobleman looked up from his books and saw the three white coats approaching, he realized his defeat. Calmly, he set down his pen and stood up. Goodbye liberty, goodbye life and goodbye librarian, "Thank you for all you've done and for helping me fulfil my mission." Then, turning to his captors, he raised one arm and shouted, "Save the Scottish Cavalry regiment for a tragedy swine deposed or havoc the barking hazelnuts should regret!" And with regret, the doctor rested his hand on the nobleman's back to lead him away.

For the oversight that led to his patient's escape, the doctor received a rap on the knuckles. But for joining the campaigners who wanted to prohibit enforced psychiatric treatment nationwide, he was fired. It was all for the greater good, he felt, but his own liberation seemed insignificant compared to the nobleman's brush with freedom.

Alas, the nobleman never spoke a comprehensible sentence again. He died a year later in his room in the asylum, where through the keyhole he could see the Castel Dell'Ovo cracking in two and sinking into the turquoise sea, while cries and whispers faded into the radiator's buzz and his mother spent the morning making lasagna, though he would not be coming home that Thursday.

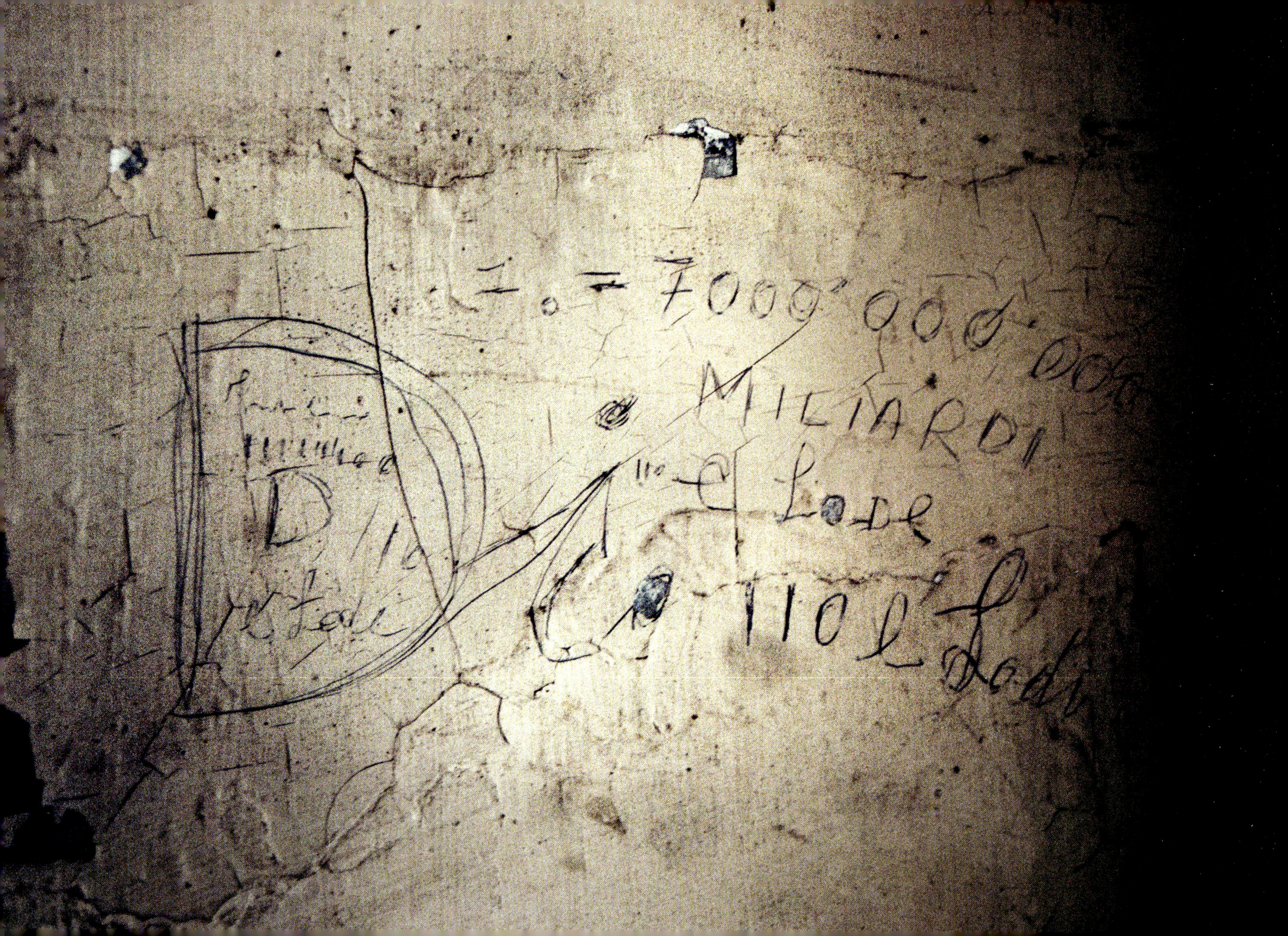
MILIARDI
e Lode
110 e Lode

Introduzione

Laura Noble

Ci sono zone d'ombra in ognuno di noi.
Il corpo umano è come un edificio la cui struttura portante, fatta di sangue, di carne e di ossa, offre ricovero alla psiche. Come tutte le costruzioni, è esposto ai danni del tempo e porta i segni dell'usura. Nella sua serie *Crazy God*, Yvonne De Rosa fornisce una rappresentazione dell'architettura della mente servendosi della carcassa vuota di un ospedale psichiatrico ormai chiuso.
Il contesto è delineato in modo approssimativo. Sappiamo che l'edificio si trova in un qualche luogo d'Italia, ma la geografia esatta è irrilevante. L'attenzione di De Rosa non si concentra, infatti, sulla storia di quella costruzione particolare, ma punta piuttosto a fornire una descrizione dei molti istituti, sparsi in tutta Europa, che operavano secondo le medesime modalità. Il prodotto fotografico che ne deriva è affine ai reperti di uno scavo archeologico in cui, a partire da indizi e manufatti, possiamo ridare corpo, pezzo dopo pezzo, alla psicogeografia del luogo.
Corridoi bui, illuminati da coni di luce provenienti da porte e finestre, richiamano bruscamente il pensiero all'universo luminoso che sta aldilà di quei muri, come provocatorio bagliore di libertà. Archi lentiformi di luce naturale accompagnano l'occhio verso una finestra che delimita una via senza uscita. Quelle porte ora spalancate, con le loro piccole fessure per gli occhi che un tempo dovettero servire ad osservare chi stava all'interno, continuano a comunicare la loro natura tirannica. Ciò non significa che il lavoro si nutra di atmosfere sinistre. Nel suo soggetto De Rosa scorge, in realtà, una bellezza intrinseca: un fascino che risiede nel senso di decadenza, seguito da anni di abbandono in cui l'edificio sembra aver reclamato la propria essenza e la propria funzione, oscurando la sua natura assistenziale originaria e creando un'estetica che si fa bizzarramente seduttiva.
La fatiscenza addolcisce la durezza delle pareti e gli angoli bruschi delle stanze. Dalle brande e dai pavimenti piastrellati, coperti da una coltre di detriti e di intonaco scrostato sparso su ogni superficie, la vera natura dei ruderi emerge solo dopo un'osservazione attenta, lasciando che la dura realtà del quadro si riveli gradualmente.
Le immagini ossessive e spesso toccanti di De Rosa acquistano maggiore forza grazie all'assenza di coloro che un tempo risiedevano tra queste mura come pazienti. Individui che hanno lasciato tracce personali e fisiche, avanzi di esistenze che non vedremo mai, ora conservati dall'edificio stesso, da questo custode della memoria. La stessa De Rosa, ritornando nell'ospedale in cui ha lavorato per tre anni come volontaria, riporta alla luce i ricordi del tempo che ha trascorso qui. La difficoltà d'accesso all'edificio, in seguito alla chiusura, ha costretto De Rosa quasi a irrompere all'interno, tra le corsie oggi buie, dove ha vagato alla ricerca del passato di questa costruzione: un'azione che, mentre seguiamo i suoi passi illeciti, crea quasi un senso palpabile di nuova scoperta. L'ospedale diventa un teatro deserto, in cui il materiale scenico dell'ultima rappresentazione è abbandonato a raccogliere polvere, finché la prossima compagnia non lo riadatterà per raccontare un'altra storia. Così De Rosa diventa drammaturgo e le sue immagini intrecciano una storia utilizzando gli oggetti rimasti sui pavimenti, nelle credenze, negli armadietti, contro le pareti incise di nomi e messaggi che si compongono in una dolorosa serie di immagini.
Un oggetto, in particolare, De Rosa ha desiderato fotografare: una scopa. Uno strumento di pulizia quotidiana che l'ha riportata, però, ad un fatto ben più sinistro, ricordandole come non fosse utilizzato per spazzare il pavimento, ma per lavare ogni giorno i pazienti. Le lettere e le foto di famiglia eludono il rimando ai legami con il mondo esterno. Prevale il senso di abbandono, perché il fine di questo istituto non era quello di preparare i pazienti al ritorno in quel mondo, ma di escluderli dalla società. Benché la struttura fosse nata per la cura dei malati mentali, finì per ospitare anche orfani, sordi, poveri e depressi. Gente che, in altre parole, rappresentava una realtà scomoda, che qui poteva essere sottratta al pubblico sguardo. La malattia mentale conserva ancora un marchio. La natura occulta della sua materializzazione terrorizza e favorisce la successiva discriminazione, che ancora oggi costituisce un problema sociale.
I disegni naïf alle pareti sono velati segnali d'angoscia e pensieri di fuga, come nel caso di un aereo che vola verso l'alto, scheletrico come una libellula. Proprio in queste vestigia più intime, De Rosa riesce a catturare un vero senso d'abbandono. Certo, i graffiti hanno affascinato fotografi come Helen Levitt, le cui immagini dei disegni realizzati dai ragazzini per le strade di New York contengono indizi sull'età dei loro autori. Brassaï documentò i graffiti di Parigi, questa volta con esiti più inquietanti, non diversi da quelli prodotti dai tagli di De Rosa. Tali immagini continuano a sopravvivere all'interno della tradizione fotografica come indicatori del costante bisogno della società di comunicare e di rivolgersi a chi non conosce.
Ritornando nel luogo in cui un tempo lavorava, l'obiettivo di Yvonne De Rosa coglie l'atmosfera di solitudine che echeggia attraverso le stanze intrise delle emozioni di chi un tempo alloggiava qui. La storia è costellata di esempi della crudeltà che gli esseri umani si infliggono vicendevolmente; ma l'importanza del ricordare le storie di vita che si celano dietro i frammenti che esse lasciano di sé è tema centrale del lavoro. De Rosa rispetta l'anonimato dei suoi soggetti, che ritrae con attenzione e delicatezza. Chiudendo la porta dell'istituto e abbandonando l'edificio a se stesso, consegnandolo alla rovina e al progressivo disfacimento del tempo, la testimonianza di De Rosa diviene un altro strato della geologia del luogo. Ci rimane un ricordo, ad un tempo dolce e amaro, di un luogo e di coloro che lo hanno vissuto.

Il Nobiluomo

di Sarah Emily Miano

Da una storia vera

"Prenda Casa Savoia, continui assassini che saccheggiano l'enigma contro sorrisi maliziosi che fuggono nel sole splendente, mentre i barbagianni prendono duri provvedimenti su libri mescolati a soldati inesistenti, o no" disse il nobiluomo al medico un giovedì pomeriggio, mentre il sole, indubbiamente splendente, fiammeggiava sul mare turchese e i barbagianni della Campania, senza interpretazioni moraleggianti, forse prendevano davvero provvedimenti.

Ma nell'istituto non c'era nulla di tutto questo. L'unica luce nello studio del medico veniva da un lampadario a bracci con due sole lampadine funzionanti. Tra le pareti di intonaco sfaldato e ingiallito, quasi la stanza fosse stata scavata nel tufo, quasi fosse una grotta, faceva freddo come in un freezer.

La fronte del nobiluomo gocciolava di sudore, di un sudore freddo. Questa, per lui, poteva benissimo essere una camera a gas piena di teschi, alcuni ammassati insieme, altri sparsi per terra, con orbite zampillanti un buio senza fine. Poco male, il dottore non era un aggressivo, ma un uomo piccolo, sensibile e dalla voce delicata, con mani rassicuranti come la creta antica.

Da specialista della menomazione sintattica, il medico non si lasciò scoraggiare da quel miscuglio di parole, benché il suo paziente ne avesse vomitata una discreta quantità. Era convinto che ogni linguaggio, anche il più assurdo, racchiudesse un significato che, con pazienza e perizia, era possibile portare alla luce. Un caso impegnativo, non c'è che dire, ma si trattava dopotutto del lavoro della sua vita, della sua passione.

Il medico annotò un aspetto più insistente: l'apprensione del nobiluomo. Nel mezzo del suo impetuoso componimento poetico aveva rivelato in qualche misura un interesse: quello per gli eventi presenti. Ma a costituire il suo concetto di "presente" era il residuo di società di vent'anni prima. La cosa non stupì il dottore. Dentro non c'era calendario, orologio o specchio: Dio non voglia che il tempo arrivi al malato, all'abbandonato e all'emarginato. Quello stesso giorno una paziente di 73 anni senza grandi fissazioni aveva sostenuto di averne 31. Come moltissimi altri, era entrata nella sua nuova esistenza senza sapere quale ne fosse l'origine o che cosa dovesse farci con quella sua nuova vita. Il triste responso: niente. In quanto al nobiluomo, l'ultima cosa che aveva saputo era che gli Alleati avevano preso Roma. Non volendo svelare l'epilogo, il dottore si sarebbe quindi attenuto al passato recente dell'uomo che, per lui, era invece un passato lontano.

C'era una strategia, che aveva già sperimentato, per spingere l'attenzione del paziente su un particolare corso del pensiero. "Mi dica di più di questi soldati. Parla di quelli che abbiamo perso a Stalingrado, no?"

Lo stomaco del nobiluomo si scatenò. Le lasagne che aveva piacevolmente divorato poco prima erano insorte contro di lui con un piede di porco. Non ora! La ricotta puzzava, lui puzzava, tutto e tutti puzzavano, non il dottore, ma le sorelle puzzavano, perché non riuscivano ad allontanarsi abbastanza, nemmeno con quelle grosse scope che raschiavano via interi strati della loro pelle schifosa fino a farli cadere come bucce di cipolla; bucce che non faranno altro che ricrescere, pensò il nobiluomo.

"L'Italia si guadagnerà l'appoggio di tutti gli stati", esordì, inducendo il dottore ad appoggiare i gomiti sulla scrivania che li divideva e poi a pentirsene immediatamente: anche il minimo movimento poteva spezzare la concentrazione del paziente. "La compassione come coltelli su un sentiero abbandonato, quando la paura si perde nel sottosopra del ciclo degli umori, sopra un fiume scolorito che si staglia visibile oltre l'intralcio della Linea Gustav..."

Oh, sì, ora era magnifico! Questa volta il medico si intromise: "Pensa che stiamo per sconfiggere la decima armata tedesca?"

Il nobiluomo si schiarì la voce. Un ragno strisciò lungo la parete, sparì in una crepa, simile più ad una fenditura vulcanica: un'altra eruzione durante il percorso? Si scervellò alla ricerca del principio che impediva dei tentativi di fuga tanto ovvi.

Il dottore lo scrutò più da vicino. Aveva un viso ardente con la carnagione scura come il carbone, a cui i capelli ricci e neri, le sopracciglia arcuate, la barba appuntita e i piccoli occhi luccicanti e attenti davano ancor più risalto. Le tempie pulsanti, le ciglia tremolanti, le labbra blateranti, il nobiluomo continuò a farfugliare in merito alla sua fastidiosa scoliosi, alla difesa degli scacchi siciliani, a Dio, che era solo un ragno gigante incollato alla sua tela, al viso di sua madre, peloso come le acciughe, alle tormente sul fronte adriatico e così via, senza alcun ordine preciso.

Fuori, i suoni abituali crescevano e poi calavano: passi, mormorii, grida, urla, strilli, imprecazioni, lamenti, gemiti, pianti, singhiozzi. Il dottore pensò che aveva centinaia di altri pazienti di cui occuparsi. Ma che importava? Forse poteva addentrarsi nella sua genealogia: che cosa faceva di lui un aristocratico? O forse no: quando il medico controllò di nascosto l'orologio, il loro tempo era scaduto.

Non abbastanza di nascosto, a quanto pare. Il nobiluomo si scusò educatamente, si alzò lisciandosi le grinze sui pantaloni e diede la mano al dottore. A differenza dei suoi discorsi, infatti, il suo atteggiamento seguiva sempre l'ordine esatto. E così se ne andò il nobiluomo, con un tonfo sordo della porta a terminare quella cruciale conversazione tra lui e il dottore.

Solo pochi secondi più tardi, si precipitò dentro un'infermiera: aveva dovuto trattenere la piccola Francesca per impedirle di colpirsi. Il dottore balzò in piedi e si affrettò immediatamente verso la corsia. Quante volte aveva proibito quei metodi? Nessun rispetto per la dignità umana!

Nel corridoio, il nobiluomo vide Teresa appollaiata sul radiatore, con il collo irrigidito e il viso malinconico, la dentiera che ticchettava e le spalle tristi che tremavano dentro una giacca rossa coperta di macchie. Vide Pisa Adriana, vestito arricciato e fiocchi tra i capelli, che scriveva sui muri e si lamentava della sua sventura, come ieri, quando gli aveva chiesto di guarire dal suo sangue come se fosse Cristo. Vide i fratelli Cammisa che si erano spruzzati di DDT per non prendere le zecche e poi Giovanni "il pazzo", loro factotum ad honorem. Fece un cenno con il capo ai membri della sua famiglia e proseguì verso il giardino che, si accorse con sgomento, non era circondato da un muro d'aria come quello di Virgilio, ma di foglie e di piante rampicanti.

Il giovedì successivo, il dottore si ritrovò a mettere in dubbio quello stesso sistema che aveva promosso la sua carriera. Aveva nutrito delle riserve anche in precedenza, ma stavolta era diverso, si trattava di qualcosa di improrogabile. Altri medici, altrove, avevano cominciato una campagna a favore di nuove forme di trattamento... Poteva davvero unirsi a loro? Che ne era stato di lui?

Nel frattempo, il nobiluomo si ritrovò in piedi a lato della strada principale che portava alla sua città natale, Avellino. Era corso fuori dall'appartamento di sua madre come se avesse visto un fantasma; e lo aveva visto: era il suo fantasma, il fantasma del suo vecchio sé. La sua vita, amara e vuota, non era vita affatto. Che ne era stato di lui?

Per il tassista era stata una giornata noiosa, così si fermò per far salire il signore alto e benvestito che agitava la mano per una corsa. Non male, pensò non appena l'uomo gli comunicò la sua destinazione: un'ora. E anche panoramico. Avellino sorgeva alta sopra il livello del mare, in una valle verde e lussureggiante a metà tra due enormi montagne. Niente valigie, signore? No. Nemmeno lire, a quanto pareva. Ma il nobiluomo assicurò che la sua famiglia, una famiglia importante, lo avrebbe pagato immediatamente, e abbondantemente, per la sua gentilezza. Così il nobiluomo salì, la portiera si chiuse con un suono metallico e il tassista spinse sull'acceleratore.

Mentre la macchina si inerpicava sui pendii ripidi, il nobiluomo faceva propria quella vista, ad un tempo familiare e nuova. L'aria frizzante gli pungeva le guance, gli scompigliava i capelli... Elettrizzante! Chiacchierava con il suo ridente scudiero, le parole scorrevano affilate e dolci come il limoncello. Guardando le pianure fertili all'esterno, parlò degli agricoltori che un tempo dissodarono quel terreno ricco. Mentre passavano lentamente sotto l'arco degli alberi, egli lo paragonò alle volte del Duomo romanico, con la semplicità dell'esterno e l'incanto architettonico di dentro. Poi, mentre scendevano lungo i vicoli ciottolati della città, il nobiluomo confessò che gli affreschi del santuario di Montevergine, con i loro colori tenui, gli provocavano un insieme di soggezione e tristezza.

Il tassista, che ascoltava con interesse, immaginò che il nobiluomo avesse vissuto per lungo tempo in un luogo lontano. Da un lato egli era colto e si esprimeva bene, ma mostrava d'altra parte di conoscere gli eventi presenti in modo frammentario. Ma il tassista non si immischiò; semplicemente, si sentì fiero di riportare il figliol prodigo a casa e, per la precisione, al sontuoso hotel Santa Maria, come richiesto. Diede al nobiluomo il suo indirizzo e gli augurò buona fortuna.

Mentre il medico leggeva attentamente la scheda del nobiluomo alla ricerca di un indizio decisivo, suonò fatidicamente il telefono. Era il direttore, infuriato. Un'ora prima, quando le infermiere avevano scortato il nobiluomo aldilà della piazza, fino all'appartamento di città della madre, questa non era in casa e, immaginando che sarebbe tornata in breve tempo, lo avevano lasciato lì. Ma in quel "breve tempo" l'uomo era scomparso. Inoltre, l'anziana signora stava arrivando, confusa e sconvolta, quindi il dottore avrebbe fatto meglio a ritrovare immediatamente suo figlio. Il medico sbattè giù il telefono: con il direttore c'erano già abbastanza dissensi. Poi si grattò la testa e sorrise. A quanto sembrava, l'atteggiamento del nobiluomo non seguiva sempre l'ordine esatto.

Dopo essersi presentato, il nobiluomo convinse l'impiegato della reception ad assegnargli una suite, dove si fece un bagno, si rasò e attinse el cesto della frutta prima di andare al ristorante. Qui ordinò un rosso regionale, polpo ripieno, spaghetti alla puttanesca e brasato di coniglio, seguiti da mousse al cioccolato con ciliegie candite. Tra un sorso di vino e un boccone, allietò i camerieri con aneddoti su Virgilio, su come la sua mosca di bronzo avesse scacciato da Napoli tutte le mosche infette e il suo trombettiere di bronzo soffiasse, rimandando indietro al Vesuvio polvere e lava. Satollo, il nobiluomo si appisolò poi sul grande letto e si svegliò nove ore più tardi come nuovo.

Il dottore scoprì presto da dove il nobiluomo avesse preso quegli occhi ipnotici, ma non fu lo stesso per la sua statura. Come aveva potuto questa donna minuscola mettere al mondo un gigante? E poi, che cosa? Non erano di sangue blu? Ringoiate le lacrime, la madre del nobiluomo raccontò di essere figlia di un fornaio e che il suo povero marito, benché fosse un ricco avvocato, proveniva da una famiglia di pescatori. Venne fuori che il nobiluomo stesso aveva esercitato presso un'azienda importante fino all'inizio dei suoi vent'anni quando, senza alcun preavviso, aveva cominciato a "fare discorsi incomprensibili".

Seguì un colloquio con i carabinieri. Il medico fornì un quadro degli antefatti e suggerì di cercare nelle biblioteche, nei musei, nelle chiese e nelle trattorie. Il nobiluomo non poteva essere andato lontano, anche una sola parola dalle sue labbra e perfino un piccione avrebbe capito. Ma quella sera, dopo aver passato al setaccio tutta Napoli, del nobiluomo non v'era traccia.

La sua visita aveva una ragione: fare ricerche sulla genealogia della sua gloriosa discendenza. Così il mattino, dopo i pasticcini sulla terrazza, il nobiluomo si diresse verso la biblioteca. Là, con il bibliotecario che correva avanti e indietro, raccolse ogni volume impolverato su casa Savoia e sui duchi di Avellino. Seduto ad un banco vicino alla finestra, che offriva un panorama sui tetti rossi e spioventi, sfogliò, lesse attentamente e scribacchiò finché non gli calarono le palpebre. Alla fine della giornata, compiaciuto del proprio progresso, prenotò i libri, ringraziò il bibliotecario e tornò all'hotel.

Fece lo stesso percorso il giorno successivo e, prima di sera, fece una scoperta straordinaria. Benché non l'avesse subito rivelata pubblicamente, si era premiato più tardi con un aperitivo, al quale aveva generosamente invitato a partecipare l'intero staff del ristorante. E non solo loro, ma tutti quelli che aveva incontrato, lo avevano accolto come nuovo membro onesto, gentile e rispettabile della loro comunità.

Entro il terzo giorno, la polizia aveva individuato la posizione del nobiluomo. Non era difficile, dopotutto: si era rifugiato nella sua città natale senza assumere un falso nome. Quindi, il dottore e le infermiere incriminate andarono a prenderlo, dopo aver convinto le autorità a concedere al nobiluomo una cattura dignitosa, come se essere catturati potesse mai essere dignitoso.

Quando il nobiluomo levò lo sguardo dai libri e vide avvicinarsi i tre soprabiti bianchi, si rese conto della sua sconfitta. Con calma, poggiò la penna e si alzò. Addio libertà, addio vita e addio bibliotecario, "Grazie per tutto quello che ha fatto e per avermi aiutato a compiere la mia missione". Poi, voltandosi verso i suoi catturatori, alzò un braccio e urlò, "Salvate il reggimento della cavalleria scozzese per la deposizione del maiale di una tragedia o le nocciole abbaianti dovranno rimpiangere la rovina!" E con rammarico, il dottore poggiò la mano sulle spalle del nobiluomo per condurlo via.

Per la svista che aveva portato alla fuga del suo paziente, il dottore ricevette un rimprovero. Ma, per essersi unito ai sostenitori della campagna per il divieto del trattamento sanitario obbligatorio in tutto lo stato, fu licenziato. Sentiva che tutto questo era per un bene superiore, ma la sua personale liberazione sembrava irrilevante rispetto al fugace incontro del nobiluomo con la libertà.

Ahimè, il nobiluomo non pronunciò mai più una sola frase comprensibile. Morì un anno dopo nella sua stanza del manicomio, da cui, attraverso il buco della serratura, riuscì a vedere il Castel Dell'Ovo spaccarsi in due e affondare nel mare turchese, mentre le urla e i bisbigli si perdevano nel brusio del radiatore e sua madre passava la mattinata a fare le lasagne, anche se quel giovedì non sarebbe tornato a casa.

Yvonne De Rosa

Born in Naples in 1975.
Yvonne De Rosa graduated in Political Science at the Università degli Studi di Napoli Federico II. Soon after that, discovering her passion for photography, she moved to London to train at the Central Saint Martins College of Art and Design. She currently lives and works in London. In December 2007, *Crazy God* was awarded a prize by the World Health Organization and was shown at the World Conference on Poverty and Health in Venice.

Nata a Napoli nel 1975.
Yvonne De Rosa si è laureata presso l'Università degli Studi di Napoli Federico II. Seguendo la passione per la fotografia, si è trasferita a Londra per studiare al Central Saint Martins College of Art and Design. Vive e lavora a Londra. Nel dicembre 2007, le immagini di *Crazy God* sono state premiate dalla World Health Organization e sono state esposte in occasione della World Conference on Poverty and Health a Venezia.

Acknowledgements

I would like to thank Prof. Sergio Piro for his valuable advice.

Vera Maone for introducing me to Prof. Sergio Piro.

Sarah Emily Miano for her incredible talent and her generous contribution.

Michael Nyman for introducing me to Sarah Emily Miano.

Laura Noble for her intervention and for her great enthusiasm and support.

Fiona King for introducing me to Laura Noble.

Raffaele.

Maria Laura ("Pucci").

Andrea Albertini for "polishing" every single page of this book.

Stephane, Novella, Christoph and Michael for they are my friends.

A special thank to Mimmo and Antonio for opening the "right doors".

Ringraziamenti

Desidero ringraziare il Prof. Sergio Piro per la sua preziosa consulenza.

Vera Maone per avermi presentata al Prof. Sergio Piro.

Sarah Emily Miano, per il suo incredibile talento e il generoso contributo.

Michael Nyman per avermi presentato Sarah Emily Miano.

Laura Noble per il suo intervento, il suo grande entusiasmo ed il supporto.

Fiona King per avermi presentato Laura Noble.

Raffaele.

Maria Laura ("Pucci")

Andrea Albertini che ha "tirato a lucido" ogni pagina di questo libro.

Stephane, Novella, Christoph e Michael perché sono miei amici.

Un ringraziamento speciale a Mimmo ed Antonio che hanno aperto le "porte giuste".

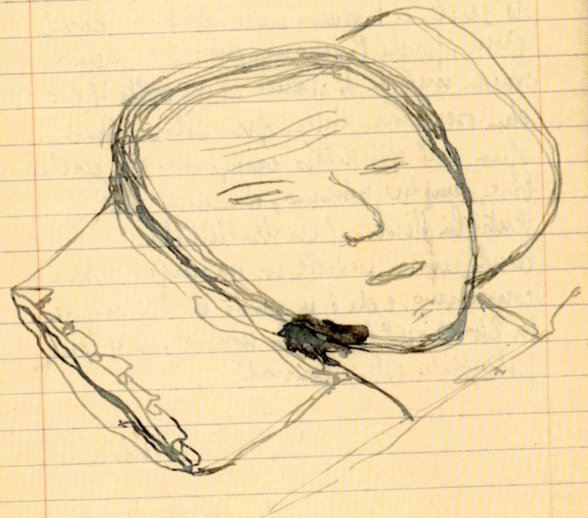

Printed in November 2007 by
Grafiche Damiani, Bologna.

Finito di stampare nel mese di novembre 2007 presso Grafiche Damiani, Bologna.

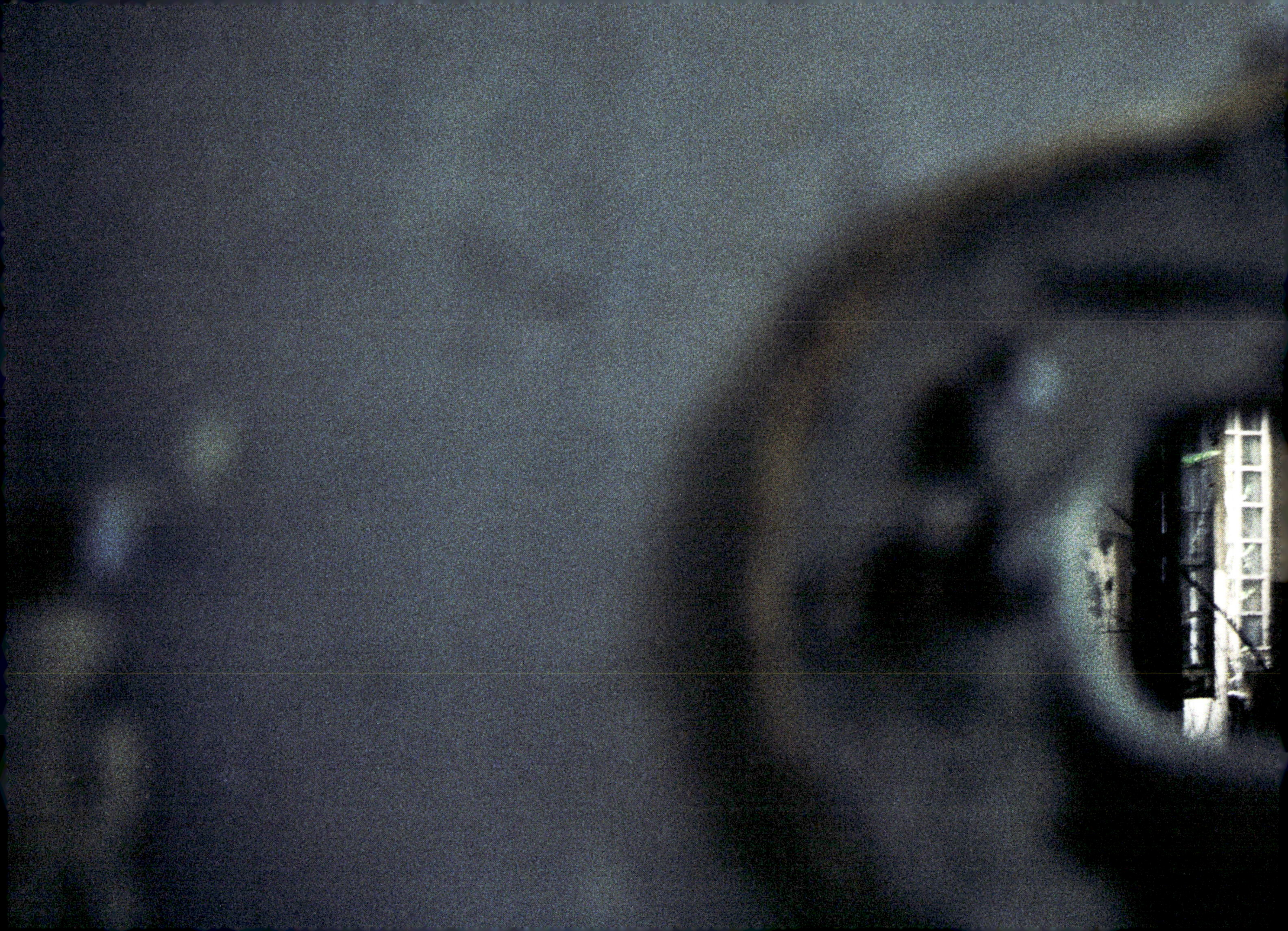